KB211553

먹기 싫은 **음식**이 **병**을 고친다

먹기 싫은 음식이 병을 고친다
ⓒ임락경 2007

초판 1쇄 발행일 2007년 4월 16일
초판 7쇄 발행일 2012년 10월 9일

지 은 이 임락경
펴 낸 이 이정원

출판책임 박성규
편집책임 선우미정
디 자 인 김지연 · 김세린
편   집 김상진 · 한진우 · 조아라
마 케 팅 석철호 · 나다연 · 도한나
경영지원 김은주 · 김은지
제   작 송승욱
관   리 구법모 · 엄철용

펴 낸 곳 도서출판 들녘
등록일자 1987년 12월 12일
등록번호 10-156
주   소 경기도 파주시 교하읍 문발리 출판문화정보산업단지 513-9
전   화 마케팅 031-955-7374 편집 031-955-7381
팩시밀리 031-955-7393
홈페이지 www.ddd21.co.kr

먹기 싫은 음식이 병을 고친다

임락경 지음

들녘

하느님이 큰맘 잡수시고 내려보낸 사람

연전에 촌놈 임락경과 한 달가량 미국 여기저기를 돌아다닌 적이 있다. 여행 도중에 나는 그의 총명과 지혜에 여러 번 속으로 감탄했다. 세상에 하늘이 내지 않은 자가 있겠냐만, 임락경이라는 저 물건이야말로 하느님이 큰 맘 잡수시고 내려 보내신 것 같다는 생각이 자꾸만 들었다. 내가 왜 이런 말을 하고 있는지, 이 책을 몇 장만 읽어도 짐작될 것이다.

미국 베이커즈필드에 있는 조규백 목사의 교회에서 잔치가 벌어졌다. 잔치를 준비하면서 손님 대접용 돼지를 잡는데, 그 집에 나와 함께 초대받아 머물고 있던 임락경이 나섰다. 나는 그가 혼자서 '돼지 한 마리'를 단칼에 '돼지고기'로 바꿔놓는 장면을 우연히 보게 되었다. 얼마나 손놀림이 정확하고 민첩한지, 조 목사가 임 목사를 자기 집에 초청한 게 혹시 이 일 때문이 아닌가 하는 우스운 생각이 들 정도였다.

나는 그날 조 목사의 서재에서 『장자(莊子)』를 찾아내어, 포정(庖丁) 이야기를 다시 읽어보았다. 포정이 소 잡는 것을 보고 문혜왕이 감탄한 이야기는 널리 알려졌다. 포정은 "눈으로 소를 보지 않고 마음으로 소를 만난다[以神遇而不以目視]"는 말을 남겼다. 포정은 문혜왕에게 양생(養生)의 도(道)를 가르칠 만큼, 소 잡는 일을 통해서 도에 통달한 인물이었다.

사람이 세상에 한 번 태어나 어찌 짐승 잡는 것을 업으로 삼아 일생을 바칠 것인가? 생각만 해도 딱한 일이 아닐 수 없다. 포정은 우리에게 그러지 말라고, 그건 사람의 길이 아니라고, 그대도 지금 그대가 하는 일을 통해서 그대의 뿌리인 하늘길[天道]에 닿을 수 있다고 말하는 것이다. 나는 어찌된 영문인지, 저 옛날 포정과 오늘의 촌놈 임락경이 내 앞에서 자꾸만 겹쳐 보이는 걸 말릴 수가 없다.

임락경의 글을 읽다보면, 그의 글이 곧 그의 말임을 쉽게 알 수 있다. 본디 글이란 먼저 말에서 나온 것이라 글보다는 말이 더 근본에 가깝다. 따라서 말에 가까운 글일수록 그만큼 진실에 가깝다. 그의 말은 머리에서 나오는 것이라기보다 몸에서, 아니 삶에서 나온 것이라고 하겠다. 구체적인 경험이 바탕에 깔려 있지 않은 글을 이 책에서 찾아보기가 어려운 까닭이 여기에 있다.

그가 젊은 시절 다석(多夕) 유영모 선생 집에 머물면서 스승으로 모셨다는 건 알 만한 사람이면 다 아는 얘기다. 그러나 그는 스승의 말(생각)보다 삶을 보고 배우려 했다. 다석 선생의 가르침은 제자인 그의 말(생각)보다 삶을 통해서 살아 있다는 사실을 사람들은 알고 있을까?

퇴계가 율곡을 두고 '후학(後學)이 가외(可畏)'라는 말을 했다던데, 이런 제자를 둔 스승은 행복하면서도 두려웠겠다.

2007년 4월
이현주 목사

■ 이현주 목사는 관옥(觀玉)이라고도 이오(二吾)라고도 불린다. 목사요 동화작가이고 번역문학가이기도 하며 교회와 대학 등에서 강의도 하고 있다. 동서양의 고전을 넘나드는 글들을 쓰고 있으며 무위당(无爲堂) 장일순(張壹淳) 선생과 함께 『노자 이야기』를 펴내기도 했다.

삼형제의 큰형님을 흉내 내다

어느 집안에 의사 삼형제가 있었다. 삼형제 중 셋째가 병을 제일 잘 고쳤다. 그는 모든 병원에서 가망 없다고 포기한 환자들까지 다 고쳐냈다.

소문이 이웃마을을 너머 다른 마을까지 퍼지면서 병원에 환자들이 줄 서는 것은 말할 것도 없고, 그는 피곤했지만 휴일에 쉴 수도 없을 만큼 바빴다. 그러나 그 소문난 셋째의사는 항상 "나보다는 우리 둘째형님이 더 훌륭한 의사고, 큰형님은 더 훌륭합니다"라고 말했다. 그의 둘째형은 병이 나면 금방 고쳐내기 때문에 환자도, 보호자도, 이웃도 별 관심이 없다는 것이다. 큰형은 병이 나지 않도록 조처하기 때문에 본인도 자기가 훌륭한 의사라는 사실을 모르고 있다고도 했다. 그 셋째의사가 겸손한 것이 아니라 실제로 형들이 훌륭한 의사였다.

나 또한 이번 기회에 삼형제의 큰형을 흉내 내서 처음부터 병을 불러오지 않는 방법에 대한 이야기를 늘어놓을까 한다. 그러나 어디까지나 학술적인 이야기가 아니고 검증할 만한 근거도 없는 이야기다. 의학계나 한의학, 식품업계에서 종사하시는 분들이 보면 죄다 엉터리로 보일 터다. 하지만 이 책에 담은 이야기들은 내가 살아오는 동안 터득한 건강상식과 세상 사는 이치이니 한 번쯤 귀기울여 주었으면 한다.

2007년 4월
임락경

내 친구 돌파리 임락경 · 이현주

책머리에

3장 · 병

몸살 나면 그냥 누워서 앓아라

4장 · 환경

누구나 뿌린 만큼 거둔다

1 장 · 음식

좋은 음식도 자주 먹으면 독 된다

한약 잘못 먹으면 한(恨)약 된다
간장 한 숟갈 먹고 밥 먹는다
미나리, 녹두, 식초는 식중독 백신
고혈압 환자에게는 산삼이 극약
도시인들은 개고기 먹지 마라
만두속보다 만두피가 더 문제다
뷔페는 부패
김치양념이 바로 감기약 재료
겨울에 여름채소 먹으면 감기 걸린다
대머리들은 팥을 싫어해
먹기 싫은 음식이 병을 고친다

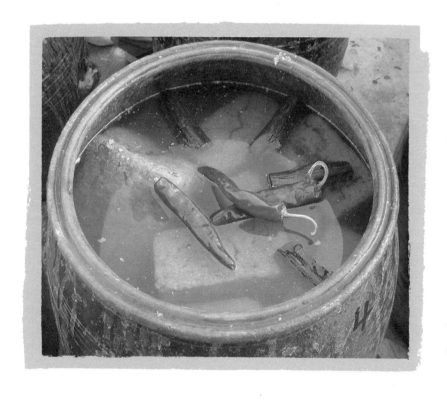

한약 잘못 먹으면 한(恨)약 된다

우리 집에 일흔 넘은 할머니가 사신다. 그분은 건강하시다. 어느 날 몸에 가려움증이 일어나면서 피부에 수포가 생기더니 할머니는 아프다고 하신다. 결국은 자녀들이 모시고 가서 병원에 입원하셨다.

전화로 증세를 알아보니 어릴 적에 수두를 앓았던 것이 재발했다고 한다. 가끔씩 그런 증세가 있다고 한다. 아무튼 며칠 동안 병원에 계시다가 퇴원하셨고, 며칠 지난 뒤 검진 결과 이상이 없어 다시 평상시처럼 생활하신다.

내가 판단하건대 할머니의 병명은 의사의 검진결과와 다르다. 수두란 면역체계가 아주 강해서 일생에 한 번만 앓고 나면 다시 오지 않는다. 아무리 일흔이 넘었다 해도 다시 찾아오는 전염병이 아니다. 그것은 분명한 오진이다.

할머니께서는 약 1개월 전부터 한약을 드셨다. 지어온 한약 두 제를 다 드신 후 조금씩 가려움증이 생기면서 발병한 피부병이었다. 한약 자체에 독이 있거나 약의 양이 많았거나 체질이 맞지 않았기 때문이다.

한약 한 제가 스무 첩이다. 아무리 좋은 약이라도 몸이 받아들이려면 간이 제 기능을 해야 한다. 작업량이 많으면 간에 무리가 간다. 오전에 한 첩 먹고, 오후에 또 한 첩 먹고, 그것을 재탕해서 저녁에 먹는다면 열흘까지만 먹고 쉬어주어야 한다. 그리고 며칠 후에 다시 먹는 것이 좋다.

할머니가 달여 드신 약은 한약 자체가 중국산이거나 아니면 국산이더라도 농약을 많이 사용하여 생산한 한약재였을 것이다.

한약재 90%는 중국산이라 한다. 그 한약을 지어준 한의사의 말이다. 중국산 한약재가 나쁘다는 이야기가 아니다. 원래 농작물도 그렇고, 약초도 마찬가지다.

먼 산이든 가까운 산이든 모든 식물이 섞여서 자라면 병충해가 없으나 같은 식물이 모여서 자라면 병이 나기 마련이다. 과수도 여러 나무들 사이에 한 그루 있으면 잘 자라지만, 과수원을 만들고 나면 병이 난다. 채소도 마찬가지다. 약초 또한 예외가 아니다. 중국에서 길렀든 한국에서 길렀든 심심산골에서 혼자 있으면서 다른 약초와 섞여 자랐으면 병이 없으련만 같은 식물이 함께 자라다 보니 병충해가 생긴다.

그리고 이 병충해를 막기 위해서 많은 양의 농약을 사용하게 된다. 물론 중국 정부나 한국 정부는 농약사용 기준치를 마련했을 것이다. 설령 정부가 나서서 마련한 기준치라 해도 일반 과채류의 기준치와 약재의 기준치는 달라야 한다.

국제기준이 어떻다 저떻다 따질 사항이 아니다. 일반 과일이나 채소는 그 나름대로 건강한 사람들이 먹을 수 있는 음식재료이지만 약재는 다르다. 그 약재를 먹는 사람이 병이 났다면 사정은 더욱 다르다. 말하자면 약재 자체에 있는 독을 해독할 능력이 없는 사람이 먹는 경우 문제가 생긴다. 간이나 콩팥이 해독하는 기능을 잃은 사람이라고 생각하면 간단하다.

제대로 된 약재라도 다르다. 중국 태산이든 장백산이든 만리장성 어느 곳에서 며칠간 걸어 들어가 구해 온 약재라도 우리나라까지 운송하려면 아무리 잘 보관하려 해도 계절이 바뀌고 세월이 가고 네월이 간다. 그러다 보면 변질된다. 변질되지 않도록 하려면 보존제를 사용하게 된다.

우리나라에 와서 보존제 성분만 뽑아버릴 방법이 없다. 한의사가 그대로 조제하고 그 약 그대로 달여서 마시게 된다. 의사가 오진한 환자들 중에 가끔은 완쾌되는 사람이 있을 수도 있다. 이들은 간이나 콩팥의 해독기능이 좋아서 독성이 많은 농약이나 방부제, 방습제를 완전하게 해독한 것이다. 약이 사람의 병을 고친 것이 아니라 해독기능이 강한 오장이 약의 독성을 해독한 셈이다.

한약은 또한 양을 잘 조절해야 한다. 우물을 파기 위해 땅을 구멍 내고 다니는 사람이 나를 찾아왔다. 나를 찾아오기 얼마 전에 정신을 잃어 포천에 있는 병원을 거쳐서 서울에 있는 병원까지 다녀왔다고 한다. 이유인즉 감기가 걸려서 약을 먹었는데도 낫지 않아 약의 양이 부족한 것 같아 한 번에 두 봉지를 먹었단다. 그리고 나서 모른다는 것이다.

흔히 우리가 이런 오류를 범하기 쉽다. 가령 약국에서 파는 감기약 하면 쌍화탕이 떠오른다. 그 쌍화탕 한 병이 한 사람의 1회분 감기약이다. 우리나라 성인들의 체질에 맞게 성분이나 양을 조절하고 달여서 규

격 병에 담아 놓은 약이다. 이 약은 한 사람이 한 병 마시면 4~5시간 동안 효과가 있다. 그런데 무서운 것은 약사가 이 약 저 약 7~8가지를 조제해주고 더 팔아먹을 속셈으로 물 대신 쌍화탕을 준다는 것이다. 그렇게 감기약을 지어온 이 사람은 기준치보다 배를 먹는 셈이다. 이렇게 먹고 마셔도 멀쩡하게 걸어다니는 것을 보면 그 환자는 간덩이가 부었거나 간이 클 것이다.

어릴 적부터 궁금한 점이 하나 있었다. 의사나 약사들은 병명을 알아내어 증세를 보고 약을 주면 될 것을 꼭 아픈 그 사람을 데려 오라고 했다. 그 사람 체질을 보고 약의 양을 조절하기 위한 것임을 늦게야 알았다.

한약은 양약에 비해 예민하지는 않은 약이다. 극약처방만 아니면 약의 양이 약간 많든 적든 크게 위험하지 않다. 모두가 식품이기에 그렇다. 그렇다 할지라도 정확히 지켜야 한다. 몸속에 들어와 병을 고치고 나서도 모든 약은 약 성분만큼 독 성분도 있기 마련이다. 그 남은 독은 땀으로 빠져나가든, 간이 해독하든, 콩팥이 해독해야 한다.

그러나 간이나 콩팥은 하루 작업량이 있다. 작업량을 초과하면 다른 일을 못한다. 간은 해독만 하는 기관이 아니다. 피로도 풀어줘야 하고, 지방질도 분해해야 한다. 해독하는 일만 계속하면 간은 지쳐서 굳고 만다. 그러니 아무리 좋은 명약도 계속해서 먹으면 안 된다. 무슨 약을 한 제 지어다 먹고 효과 봤다고 계속해서 그 약을 먹으면 또 다른 부작용이 나타난다. 약을 바꾸어 먹어봐도 마찬가지다.

쉬었다가 먹어야 한다. 연령에 따라, 체질에 따라 정확히 양을 조절해서 지었다 해도 이전에 그 사람이 어떤 약을 얼마나 먹었느냐 하는 것을 참작해야 하고, 땀을 잘 흘리는지 간이나 콩팥 기능이 어떠한지도 알아서 양을 조절해야 한다.

친척 형님이 계셨다. 예전에 이 형님을 찾아갔더니 간경화로 황달이 흑달로 변해 있었다. 발병의 원인을 물으니 모르고 계셔서 알아내도록 이것저것 물었다. 원인인즉 요즈음 흔히 먹는 옻닭을 드시고 간경화가 된 것이다. 옻나무에는 독이 있어 피부에 닿으면 가려움증이 생기고 전신이 부어 죽을 수도 있다. 옻닭을 적당히 먹으면 위궤양이나 신경성 위장염이 낫는다.

그러나 이 형님은 원래 간기능이 좋지 않은데 한꺼번에 닭 한 마리를 다 드셨다. 간이 그 독을 해독하지 못해서 간경화가 된 것이다. 아무리 해독제를 권해도 다른 약만 찾다가 돌아가셨다.

간경화는 어떤 약으로도 다스릴 수 없다. 간이 독성만 해독하는 것이 아니다. 한약이든 양약이든 약 성분도 간을 거쳐야 한다. 좋은 것은 해독할 수 있는 음식이다. 이 음식들을 계속해서 먹으면 간경화가 풀리는 수가 있다. 좋은 약이라고 많이 먹으면 아주 좋은 곳(?)으로 간다.

모든 약에는 기(氣)가 있어야 한다. 옛날 어떤 의원이 길을 가다 한 약을 달이고 있는 사람을 만났다. 약탕기 위에 자신이 서명한 약봉지가 덮여 있었다. 분명히 의원이 지어준 약이 아닌데 서명은 자기 것이었다. 그 사람에게 이유를 물어보니 약방에 의원을 찾으러 갔으나 계시지 않아 의원이 서명해 놓은 종이라도 효험이 있을까 하여 가져다가 약탕기를 덮었다고 했다. 결과는? 그 약을 먹고 환자가 나았다. 엉터리 약이지만 의원의 서명이 인정되었고, 의원 또한 화를 내면서 약탕기를 뒤

엎지 않았으며, 환자 자신도 의원이 조제한 것으로 알았고, 병 수발한 사람도 인정한 까닭이다. 간혹 무슨 약재를 썼느냐 하는 것보다 어느 경험 있는 한의원의 기(氣)가 들어 있느냐 하는 것이 더 효과가 클 때도 있다.

정성 들여 뒷산에서 캐온 약재와 돈을 벌려고 무작정 심어 재배한 약재는 비교가 되지 않는다. 무작정 재배한 약재에는 돈만 보일 뿐 기가 빠지고 맥이 빠져 있다. 물론 정성들여 그 약재가 효과가 있도록 가꾼 농사꾼들도 있다. 이들은 농업을 천직으로 생각하고 터무니없는 욕심을 버리고 자연의 순리를 따르며 별을 보고 농사짓는 사람들이다.

이들은 욕심은 있어도 생계를 유지하기 위해서 최소한의 의식주 해결만을 바란다. 물론 돈을 벌고픈 생각도 있다. 설사 돈을 벌었다 해서 돈 없는 사람들을 업신여기거나 거들먹거리지 않는다. 있어도 낭비하지 않는다. 또 부지런하고 열심히 살려는 이들에게 도움도 준다. 부지런히 열심히 살려고 해도 건강이나 운이 따르지 않는 이들을 돌봐준다.

이런 천심을 지니고 농사짓는 이들. 이들이 가꾼 약초는 효과가 있다. 한 포기 한 포기 내가 먹을 것처럼 정성들여 가꾼 약초가 좋다. 그런 약초는 벌레들과도 나누어 먹으면서 자란다. 벌, 나비가 함께 춤추며 자란다. 이런 약초만이 효과가 있다.

좋은 의원은 약초가 있다 해서 마구잡이로 온 산을 뒤지고 다니지 않는다. 어느 골짜기 어느 곳에는 무슨 나무가 자라고 있고, 어느 바위 틈에는 무슨 약초가 있는 것을 평소에 익히 알고 있다가 필요할 때 미안한 마음으로 정성들여 구해 오고 나머지는 아껴둔다. 더러는 땅이 언

겨울 동안에 병이 나면 쓰려고 말려두기도 한다. 좋은 의원일수록 약초를 소중하게 다룬다.

좋은 의원들은 돈을 많이 남기려 하지 않는다. 다만 익혀둔 의술로 처방해주고, 약을 직접 지어준다. 의원이 어떤 마음으로 약을 처방했느냐에 따라 효과가 달라진다. 또 그 의원이 어느 의원에게 전수받았느냐에 따라 효과가 다르다. 기술이나 익혀 약 이름이나 줄줄 외워 쓰는 것으로 치료할 수는 없다. 약을 달일 때에도 무슨 마음을 먹고서 달이느냐에 따라 효과가 다르다.

어떤 젊은 여인이 병든 남편을 위해 약을 달이다 물이 많으면 쏟아버리고, 너무 달여서 물이 적으면 맹물을 부어 남편에게 가져다주었다. 그 여인 하는 말이 "뭐 약이 병 고치나, 마음이 문제지. 약 먹었다는 생각으로 안심하면 낫는 거지" 했단다.

간장 한 숟갈 먹고 밥 먹는다

나는 해안에서 자라지 않고 내륙에서 자랐다. 옛 어른들까지 찾을 것 없이 아버님께서는 소금 져다 먹는 일이 제일 힘들었다고 하셨다. 우리 고향은 바다에서 먼 곳이었다. 바다가 멀어도 큰 강을 끼고 있으면 소금 배가 올라오지만 내 고향은 섬진강이 있어도 상류라서 몇몇 여울을 거쳐야 한다. 여울이 있으면 배가 올라올 수가 없다.

우리 고향에서 소금 배가 닿는 제일 가까운 곳이 순천이었다. 순창에서 순천까지 80리라고 한다. 80리면 32km 정도 된다. 원래 재래시장은 물물교환 시대에 생겨서 소금 사러 돈을 가지고 가지 않는다. 쌀을 지고 가야 한다. 갈 때도 짐 지고 가야 되고, 올 때도 짐 지고 와야 한다.

논이 있는 부자들은 쌀로 품삯을 주고 소금을 사 오기라도 하지만, 가난한 사람들은 먹을 식량도 없으니 소금 사러 갈 생각조차 못하고 살았다. 옛이야기에 자주 등장하는 소금장수는 소금을 지게에 지고 됫박으로 팔러 다닌다. 그도 역시 물물교환을 해서 콩이든, 팥이든, 좁쌀이든 닥치는 대로 주고받았다.

할머니는 남의 집에 가서 밥 먹을 때는 간장을 한 숟갈 먼저 먹으라고 하셨다. 지금 생각하니 두 가지 뜻이 있었다. 소금이 귀하면 간장도 귀한지라 형편상 간장을 담글 수 없으면 부잣집에 가서 짠맛을 보충하라는 뜻이고, 발효식품을 먼저 먹어야 병이 나지 않는다는 이치를 알려주신 것이었다.

옛날에는 간장 도둑이 많았다고 한다. 그래서 간장은 언제나 담을 쌓고 제일 뒤란에 소중히 보관한다. 간장, 된장은 창고에 넣고 자물쇠로 잠글 수도 없고, 장항아리 뚜껑을 열쇠로 잠글 수도 없기에 잠귀 밝은 노인들이 하신 일 중에 간장독 지키는 일은 중요한 임무였다.

간장독은 다른 그릇과 달리 뚜껑 열고 닫을 때 소리가 나기에 다행이었다. 또 작은 항아리들을 거쳐 가야 하기에 간장독까지 가기가 힘들다. 실은 옛날은 도적이 그렇게 많지 않았다. 마을에서 서로 지켜주면서 살았다.

품삯을 소금으로 주는 곳도 있고, 은혜를 갚을 때 소금으로도 갚기도 한다. 나는 지금 살고 있는 이곳, 화천에서도 어른들께 자주 물어보았다. 이곳은 지금 도로가 나 있으나 6·25 이전까지는 도로가 없었다. 어디서 오건 산길로 올라와야만 했다.

어떻게 소금을 공급했을지가 가장 궁금했다. 물어보면 대충대충 얼버무리신다. 큰 부잣집에서는 쌀을 지고 가서 소금을 사 올 수 있으나 여기는 큰 부자가 없었고, 논이 귀한 곳이라 역시 쌀 지고 소금 사러 갈 수가 없었다. 철원에서 지고 왔다고도 하고, 신포리에서 지고 왔다고도 한다. 신포리까지는 50리 길이고, 철원까지는 큰 고개를 넘어야 한다.

내가 어렸을 때는 기차가 닿는 곳에서는 소금을 구하기가 쉬웠으나 내 고향 순창은 기차 길도 닿질 않아 소금이 비쌌다. 그래도 다른 집에서는 소금을 말로 재서 파는 가게에서 사기도 했으나 우리 집에서는 식구가 많아 한 가마니씩 사서 먹었다. 주로 김장 때 한 가마, 간장 담글 때 한 가마 정도 해서 1년에 두 가마니씩 집에서 썼다.

그 후로는 한평생 많은 식구들과 살고 된장, 간장 공장까지 하게 되니 소금은 한두 가마가 아니라 10~20톤씩 사와야 된다. 이렇게 되면서 소금의 맛을 알게 되었다. 여태껏 소금이란 짜고, 어느 곳에서 싸게 살 수 있는지 알려고만 했다. 소금의 질이나 맛을 알게 된 것은 20년 전부터였고, 그 맛에 급수를 매기게 된 것은 10년 정도 됐다.

1970년대 서울서 친구가 소금 공장을 했다. 소금을 만들려면 우선 큰 솥에 물을 붓고 수입소금을 끓인다. 무연탄을 한 번에 50장 정도 넣고 하룻밤 새 끓이면 제재염이 된다. 수입소금의 쓴맛이 다 없어지고 아주 미세한 분말이 거칠고 보송보송한 제재염이 된 것이다. 쓴맛은 없고 색깔은 아주 하얗다.

그러나 소금만이 가지고 있는 그 맛은 없다. 원래 제재염이란 바닷물을 퍼서 끓이는 소금이다. 서울 시내까지 바닷물을 퍼올 수 없어도 수입소금을 끓이면 간단하다. 하지만 맛이 너무나 다르다. 수입소금이 제일 흔하고 값도 싼데, 그중에 맛없는 소금은 사해 소금이다.

'사해' 하면 이스라엘만 생각하는데 사실 요르단이 더욱 밀접하다. 갈릴리 호수에서 물이 내려가 요르단강을 이루고 요르단강의 끝이 바로 사해다. 바다도, 강도, 호수도 아닌 이상한 곳이다. 지형은 땅보다 낮으면서 물이 들어가기만 하고 나가지 않는다. 물이 솟아나면 호수라

했을 것이고 물이 흐르고 있으면 강이라 불렀으련만, 샘이 솟는 것도 아니고 흐르는 것도 아니다. 확실치 않으나 기후가 더운 곳이어서 말라 없어진 것으로 생각된다. 땅으로 스며들면 물맛이 싱거울 텐데 물맛이 짠 것을 보면 햇빛에 증발한 것이다.

사해 부근에는 소금 기둥이 셀 수 없을 만큼 많다. 그 소금 기둥 중에 어느 여인이 뒤돌아보는 모습을 한 소금 기둥이 있다. 이와 관련된 소돔과 고모라 사건의 이야기가 '거룩글(성경)'에 있다.

아무튼 요르단강 이름으로 일컬어진 나라가 요르단이다. 그 사해 이쪽은 요르단이고, 건너편은 1960년대 웬 유목민이 전쟁을 일으켜 세운 나라가 점령하고 있다. 그 유목민이 세운 나라에는 소금이 없으나 원래 있던 요르단에는 소금이 모래처럼 쌓여 있어 장비로 파서 싣기만 하면 된다. 염전이고 뭐고 없다. 이 소금은 소금발이 가늘고 맛이 쓰다.

소금 종류 중에 암염이라 해서 주로 남미 쪽 산에서 소금 바위를 부수어 수입한다. 이밖에 호염, 목염, 수염, 금염, 토염, 기염, 약염, 죽염 등이 있다.

내가 생각하기에 좋은 소금이란 바닷물을 태양빛으로 증발한 것이다. 그렇지만 요즈음 바다가 점점 오염이 되어 걱정스럽다. 특히 서해 오염이 심각하다. 서울 시민들의 생활폐수가 모두 서해로 가고 있다.

지금은 줄었으나 예전에 동두천 쪽에 가죽 염색 공장이 많았던 시절, 한탄강에서 임진강으로 흘르드는 강물은 눈뜨고 볼 수 없을 정도로 오염되었다. 코를 막아도 악취가 났다.

이때마다 하느님께서는 조금이라도 정화하고자 이북에 홍수를 보내기도 하고 철원, 파주 지역에 많은 빗물을 퍼부어 임진강물을 흙탕물로 씻겨내기도 했으나 사람들이 끊임없이 더럽혀서 다른 방법을 찾으신 것 같다. 요즈음은 그곳을 지나가 보면 좀 나아졌다. 오염의 주범이었던 염색 공장들이 많이 떠난 것 같다.

오염된 공장은 떠났다 해도 서울시민들의 생활폐수는 해결할 길이 없다. 한강에 큰 관을 묻어 서해까지만 빼내고 있으니 서해의 오염은 그대로 있다. 다행스럽게도 서해에 있는 넓은 갯벌에서 수질을 정화할 수 있었지만, 갯벌이 점점 줄어들고 있어 수질오염은 더욱 심각하다. 예전에는 서해에 염전이 많이 있어 소금을 만들어냈으나 힘이 드는 일이라서 젊은이들은 떠나고 수입소금에 밀려 염전이 점점 사라지고 있다.

지금 내가 쓰고 있는 소금은 육지에서 최대한 멀리 떨어진 곳에서 사 온다. 전남 신안군에 있는 도초도라는 섬이다. 비금도와 본래 떨어져 있는 섬인데 다리를 놓아 연결되었다. 이 섬에서 한 번에 25톤 차로 싣고 온다. 금방 먹으면 간수가 있어 맛이 쓰다. 간수를 완전히 빼려면 4~5년간 두었다가 써야 한다. 때문에 한 번에 많이 싣고 온다. 지금도 많이 쌓여 있다.

이왕이면 8월 소금이 제일 좋다고 한다. 꼭 달력 보고 8월 1~31일에 만들어야 되는 것은 아니다. 8월을 기해서 만든 소금을 만져 보면 보송보송하다. 습기 많은 때 만든 소금은 아무리 햇빛에 말려도 다시 눅눅해진다.

볶은 소금 공장을 운영하는 어떤 이는 소금에 상식이 없어 눅눅한 소금을 사다가 많이 볶아 놓았다가 다시 눅어져 큰 어려움을 겪었다. 된장, 간장 공장을 경영하는 어떤 이는 쓴맛 나는 소금 잘못 써서 5년간 고생했다고도 한다.

소금은 잘 사고 골라야 하지만 사 가지고 와서도 관리가 중요하다. 간수가 잘 빠지지 않으면 소금의 쓴맛이 그대로 유지된다.

내 어머님께서는 집안이 가난한 하시기에 소금을 미리 사다 놓을 수가 없으셨다. 조금 여유 있게 몇 개월 전에 사 오실 때는 간수가 잘 빠지도록 높은 데 올려놓으셨으나 급히 사 오실 때면 마땅한 대책이 없었다. 이때는 소금가마니에다 물을 끼얹어 소금을 물로 씻어내고 김장을 하셨다.

소금을 잘못 사거나 사용 방법을 잘 모르고 된장, 간장 담그면 1년 동안 밥맛이 떨어진다. 그 소금으로 김치 담그면 김치 맛을 버린다. 이런 오묘한 뜻을 모르고 시장에서 아무 소금이나 한 되, 두 되 사서 쓰거나 1kg, 2kg 사서 쓰다 보면 진짜 밥맛없다.

지금은 중국산 소금이 대량으로 들어온다. 물론 천일염이 들어온다. 모양도 같다. 그러나 맛이 떨어진다. 어떤 소금이든 짠맛뿐이다. 그러나 그 짠맛도 짠맛 나름대로 맛이 있다. 간장 짠맛, 된장 짠맛이 다르다. 젓갈도 젓갈 나름대로 맛이 다 다르다. 소금 맛도 다르나 표현할 수가 없으니 안타깝다.

어떤 책에 '너희는 세상의 소금이니 그 소금이 맛을 잃으면 무엇으로 짜게 하리요. 밖에 내다 버린다' 했다. 그 소금이 짠맛만 없어 버리는 것이 아니다. 짠맛이 있어도 또 다른 맛이 없으면 짠맛만 있는 소금도 버리게 된다.

또 짠맛과 다른 떫은맛이 있다. 그 떫은맛도 맛있는 떫은맛이 있고, 기분 나쁜 떫은맛이 있다. 떫은맛이 있는 소금은 버리게 되지만, 또 떫은맛이 있는 소금이어야 맛이 있다. 소금에는 쓴맛도 있다. 이 쓴맛이 있으면 역시 버려야 하지만 또 쓴맛이 있는 소금이어야 한다. 소금에는 단맛도 있다.

어떻게 표현할 수 없는 맛들을 지니고 있는 소금이 발효된 콩을 만나면 참으로 미묘한 맛을 만들어낸다. 고추를 만나도, 채소를 만나도 각기 다른 방법으로 발효된다. 생선을 만나도 제각각 맛을 내기도 한다. 그때마다 맛은 다 다르다. 그러나 맛있다. 이렇게 신기한 소금을 분석해서 염화나트륨, 칼슘, 마그네슘, 칼륨, 아연, 철, 황 등 20여종의 원소 등을 발견했다. 세밀하게 따진다면 몇 십, 몇 백 가지를 더 분석해낼 수 있을 것이다.

소금은 만일 그 맛을 잃어 밖에 버려도 한몫을 한다. 나는 열아홉 살 때 예순두 살 된 노인과 살았던 적이 있다. 이 노인은 틈만 나면 농사짓다가 농작물에 소금을 뿌리신다. 농작물에 쓰고 있는 비료 중에 염화가리란 것이 있다. 이 비료를 맛보면 짜다. 염화가리가 바로 소금가리다.

병원에 환자들에게 주사하는 주사약 맛을 보면 단맛과 약간 건건한 맛이 있다. 여러 가지 의약품을 맛보면 그 양약들도 모두 간이 맞추어진 것을 알 수 있다. 아주 짠맛만 나는 약도 있다. 눈병 나서 넣는 안약은 소금물이다. 우리 선조들은 소금을 소독용으로 많이 사용했다. 또 기분 나쁜 사람 다녀가면 소금 뿌린다. 재수 없는 일 있어도 방패막이가 된다. 벼 종자 소독할 적에도 소금물에 담가 두었다가 심으면 깜부기가 없어진다. 깜부기병뿐이 아니다. 여러 가지 병충해를 예방할 수도 있다. 벼 종자 이외에 다른 종자들에 활용할 수 있다면 좋을 것이다.

소금에 대해서 글을 쓰려고 컴퓨터에서 검색을 많이 해보았다. 여기까지 내가 쓴 글은 컴퓨터에 없는 이야기들이다. 나는 컴퓨터를 사용할줄 모른다. 그러나 이 글을 읽는 이들은 컴퓨터와 같이 산다. 인터넷에 있는 글을 옮기고 싶어서 본 것이 아니고 없는 말만 쓰고자 확인해본 것이다. 인터넷에는 죽염의 효능, 볶은 소금의 좋은 점, 소금을 먹어야 건강하다, 절대로 먹지 말자는 의견이 많이 나와 있다. 상술적인 이야기들도 있다. 모두가 좋은 말이고, 맞는 말이다.

그러나 소금을 꼭 먹어야 건강하다는 이야기와 절대로 먹어서는 안된다는 이야기는 상반된 의견이라 보고 넘길 수 없다. 나 또한 같은 말을 반복하게 된다. 그러나 그 의견과는 다르다. 무조건 소금을 먹어야 건강할 수는 없다. 콩팥 기능이 다 된 사람은 소금을 많이 먹으면 신장투석을 해야 한다.

7년 전쯤 충청도에 갔다. 그곳에서 한 사람이 몸이 안 좋아서 금식을 하고 있었다. 장두석 선생이 쓴 『사람을 살리는 단식』을 옆에 놓고그 책대로 단식을 하고 있었다. 그 책에는 죽염은 단식 도중에 먹으라고 써 있다. 맞는 말이다. 그러나 이 사람은 잘못 해석하고 있었다. 단식 도중 죽염은 먹어도 좋은데, 그 대신 반드시 물을 많이 마셔야 한다.

그런데 그는 배는 고픈데 유일하게 허용된 음식이 죽염뿐이니 많이먹는다. 아무리 옆에서 말려도 소용이 없다. 이 책에 있지 않느냐고 계속 먹어댄다. 결국 단식을 끝내고 콩팥이 기능을 잃어 신장투석을 하게되었다. 투석도 보통 투석이 아니라 장기적으로 투석해야 하는 '장 투석'이다. '사람을 살리는 단식'이라는 책을 읽고 말기 암을 고치는 이도있고, 똑같은 책을 보고 더 건강해지고파 단식하다가 신장투석 들어가 한평생 기계에 의존하여 피를 정화하고 있는 이도 있다. 소금을 잘못 사용해 피해를 입은 사례다.

같은 예를 들어본다. 다석(多夕) 유영모 선생님 아드님이시다. 그분은 일찍이 신장이 안 좋은 것을 아시고 한평생 무염식을 하신다. 40대에 신장이 나빠지셔서 그때부터 소금을 안 잡수셨다. 모든 반찬에 소금이 없다. 소고기를 삶아도 간을 안 하고 드신다. 한평생 외식이란 못하신다. 식당 음식 가운데 간이 없는 음식이 없다. 또 무염식을 하시니 냄새에 예민하셔서 일반 가마솥에서 지은 밥은 못 드신다. 간기가 없는 솥에서, 즉 간기를 사용하지 않았던 솥에서 지은 밥을 드셔야 한다.

어느 곳에 외출을 하시든 밥을 싸가지고 다니셨다. 싸가지고 다니시기에 싸가지 없으신 분이 아니고 싸가지 있으신 분이다. 이 싸가지 때문에 여든 살 넘겨 사신다. 우리가 흔히 산에 들어갈 때 소금만은 싸가지고 들어간다고 한다. 그러나 이분의 의견은 다르다. 모든 생물은 필요한 염분을 지니고 있다는 것이다. 짐승들, 특히 산짐승들은 소금을 따로 먹지 않아도 건강하다는 것이다. 그러나 가축들은 소금을 일부러 먹인다. 모든 식물이 소금기가 있어야 자라는 것은 사실이다.

우리 선조들은 정월(正月)장이나 3월장을 담근다고 하신다. 나는 오기로 7월에 담가 보았다. 또 말날(음력 10월 중 오일午日) 담그면 맛있고, 뱀날(정월의 첫 번째 사일巳日) 담그면 맛이 없다고 해서 일부러 뱀날 골라서 담가 보았다. 그러나 맛이 있었다. 지금 생각해보니 7월에는 장마가 지고 벌레가 많다. 정월에 담그는 이유는 소금이 적게 들기 때문이라고 한다. 나는 햇볕이 뜨겁지 않으니 소금이 적게 들고 다음에 더 증발될 것이라는 생각만 하고 있었다. 그러나 아니었다. 잎이 피고

새싹이 나기 시작하면 모든 식물들은 염기가 필요하다. 그래서 된장독, 간장독 열어 놓으면 식물들이 염기를 빼앗아간다는 것이다. 물론 해변에서는 모든 식물들이 바다에서 염기를 보충하겠으나 내륙지방에서는 다르다. 농장에서 기른 채소나 곡식은 밑거름으로 염화가리를 주어서 보충해주지만 그 외의 식물들은 염기가 필요해서 된장독, 간장독에서 뽑아 가는 것이다. 지금은 소금 값이 싸니까 좀 더 넣으면 되지만 옛날에는 그렇지 못했다. 옛 어른들은 잎이 피기 전에 담갔다. 또 물도 얼었다 녹은 것이 더 좋다. 모든 식물, 동물은 염기가 필요하다. 동물은 염기를 지니고 있는 식물을 먹고 보충하며 잘도 산다.

사람은 다르다. 모든 동물들은 땀이 잘 나지 않는다. 더욱이 털이 있는 짐승은 땀이 잘 나지 않는다. 또 땀 나지 않을 만큼만 움직이고 산다. 그러나 사람이란 괴상한 동물은 땀을 많이 흘린다. 건강한 사람은 건강해서 땀을 흘리고, 몸이 허약한 사람은 허약한 대로 허한을 흘린다. 역시 땀이 안 나도 병이요, 땀이 많이 나도 병이다. 땀은 염분과 동행해서 나간다.

이렇게 땀을 흘리는 인간이란 희귀한 동물은 염분을 따로 보충해주어야 한다. 염분을 아무렇게나 닥치는 대로 보충해주어서는 안 되고 독성이 없는, 제대로 된 소금을 보충해주어야 한다.

그 인간이란 동물은 두 가지로 분류할 수 있다. 땀을 흘리고 사는 인간이 있고, 땀을 흘리지 않는 인간이 있다. 땀을 흘리는 인간은 염분을 많이 섭취해야 한다. 염분을 콩이나 고추나 생선에 잘 발효해서 먹으면 더욱 좋다. 발효된 염분을 다른 채소와 버무려서 먹으면 더더욱 좋다. 사랑하는 사람들끼리 만들어서 나누어 먹으면 더더욱 좋다.

염분을 땀과 함께 밖으로 내보내는 인간이란 동물도 두 가지로 분류한다. 생산을 위해서 필요한 땀을 흘리는 이들이 있고, 소비만 하면서 흘리는 이들이 있다. 또 자신과 자기 가족을 위해서 염분을 밖으로 배출하는 동물이 있고, 자기보다 힘없고 가난하고 어려운 사람들을 위해 땀 흘리는 동물도 있다. 이 동물이나 그 동물이나 염분이 필요한 동물들이다.

'세계 술잔 따먹기 공차기 대회(월드컵)' 때 독일까지 가서 염분을 배출한 이도 있고, 붉은 옷 입고 거리에 나가서 염분을 배출한 이도 있다. 이들도 염분은 필요하다. 땀 흘리기 전에는 그렇지 않으나 땀 흘리고 나면 싱거운 사람이 된다. 더운 지방에 사는 인간이란 동물은 염분을 더 많이 섭취해야 한다. 옛날 더운 곳에서 전쟁을 하면 병사들에게 소금을 주었다. 더울 때 훈련하면 아예 물통에 소금을 넣어두기도 한다.

삼복더위에 더위 먹는다고들 한다. 이 또한 염분이 부족해서 일어나는 병이다. 갈증 날 때 소금물을 먹으면 된다. 김칫국이면 더욱 좋다. 물을 많이 마신 뒤에도 염분이 필요하다. 배탈이 나서 설사한 뒤에도 염분이 필요하다. 갑자기 배설할 때는 신장, 방광을 거치지 않고 그대로 똥구멍으로 나가기에 필요하다.

모든 싱거운 사람들은 소금을 먹으라. 나 또한 싱거운 소리를 했으니 염분을 섭취해야겠다.

염분을 밖으로 내보내기 싫어하는 동물이 있다. 조금만 더워도 부채 챙기고, 찬바람 나는 기계 돌리고, 얼음물 먹고, 얼음보숭이 챙기는 참 이상한 동물이다. 염분이 조금만 몸 밖으로 빠져나와도 네모난 헝겊으로 닦아내고, 금방 찬물로 씻어내는 그 이상한 동물들은 염분을 섭취하면 안 된다.

염분이 땀구멍으로 빠져나가지 못하면 신장이 걸러내야 하는 수고를 한다. 그런 이들은 염분을 따로 섭취하지 않아도 된다. 이들은 주거환경이 시원하게 되어 있다. 또 의복도 아주 시원하게 차려 입는다. 차 안에도 찬바람 나오는 기계 장치가 설치되어 있다. 물건을 사러 가도 무더운 시장바닥에는 가지 않는다. 대형매장에 들어간다. 그곳에는 언제나 찬바람 나오는 기계장치가 설치되어 있다. 음식을 사서 먹어도 값비싼 곳을 찾아간다. 그곳 또한 시원하다 못해 춥다. 이들이 다니는 큰 사찰이나 큰 교회에도 언제나 찬바람 나오는 기계가 설치되어 있다. 금융기관 찾아가도 다 되어 있다.

이런 이들에게는 인심이란 것이 없다. 이렇게 살면 마음씨도 차다. 이들은 몸속에 짠 성분이 밖으로 배출할 기회가 없어 짠 성분을 몸에 지니고 있다. 이들이 남자라면 짠돌이이고, 여자라면 짠순이다. 이들은 돈도 있다. 언제나 가진 돈을 간직하느라고 불안하다. 주로 이런 이들이 불면증이 많다. 비뇨기, 배뇨기가 안 좋은 것은 물론이고 신경통, 관절염, 대관절, 소관절, 불안초조, 동맥경화, 정맥경화, 신경마비, 근육마비 등 이루 다 말할 수 없는 증세들이 나타난다.

그렇다고 지금 짠돌이, 짠순이들이 싱거운 사람 되라는 이야기가 아니다. 싱거운 사람도 되지 말고, 짠돌이 짠순이도 되지 말자는 말이다.

미나리, 녹두, 식초는 식중독 백신

여름철에 조심해야 할 것이 급살 맞는 일이다. 벼락을 맞지 않으려면 우선 쇠붙이를 지니고 다니지 말아야 한다. 특히 귀금속 십자가 목걸이를 조심하자.

김대중 대통령은 재임 시절 '칭찬합시다'란 TV 프로그램에 출연한 사람 100여 명을 푸른 기와집에 초청해서 감사의 인사를 한 적이 있다. 전 국민이 금모으기 운동을 해서 경제난을 조금이나마 해결할 수 있었다며 감사하다고 했다. 보는 나도 흐뭇했다. 귀금속은 갖고 다니면 벼락 맞고, 집에 두면 도둑맞는다. 도둑만 맞으면 다행인데 꼭 강도와 살인이 같이 벌어진다.

여름철은 더워서 문을 열어놓고 살아야 되겠기에 문단속이 소홀하다. 더욱 도적맞기 쉬운 계절이다. 금십자가 목걸이만 놔두고 훔쳐 가는 도적 없고, 살인하려다 십자가 목걸이 보고 쉽게 마음 바꿀 도둑 없다.

벼락칼은 번쩍거리는 사람들만 번개같이 잘 찾아다닌다. 살인강도도 번개같이 잘 알아낸다. 불한당(不汗黨, 땀 흘리지 않는 무리)이 좋아하는 것이 귀금속이다. 저승사자도 귀금속을 많이 모아 놓은 사람을 먼저 데려간다.

집 안에서는 높은 나무를 기르지 않는 것이 좋다. 교회는 대개 높은 곳에 있다. 또 외국식 교회 모양은 종탑이 너무 높고, 그 위에 높은 십자가가 있다. 기독교인들은 꼭 벼락 맞을 짓만 골라서 한다. 10년 만에 한 번 내리친 벼락일지라도 교회만 피해가기 어렵다. 1976년 전주 무악산에 있는 어느 기도원에서는 사람들이 기도하다가 떼죽음했다.

교회를 너무 크게 안 짓는 것이 하나님 뜻이고(우리나라에는 큰 교회가 없으니 안심이지만), 너무 높은 곳에 짓지 않는 것이 벼락을 피하는 길이고, 십자가 위에 피뢰침 장치하는 것이 하나님 뜻이자 벼락을 피하는 길이다. 크게 짓는 것보다 나누어서 여러 곳에 짓는 것이 어떨까 생각한다.

기독교인들은 일부러 잘 보인 곳에, 높은 곳에 지으려고 하는데, 절간은 깊은 산속 벼랑에 몰래 지어도 외국 관광객까지 잘 찾아온다. 뿐만 아니라 정부에서는 문화재로 지정해놓는다.

나도 벼락 맞을까봐 벼락 맞을 소리 그만 하고 불한당에게 진짜 하고 싶은 이야기를 할까 한다. 우리 몸의 독성은 제일 먼저 땀으로 빠져나간다. 식중독에 걸리면 제일 먼저 토하게 된다. 그리고 두드러기가 난다. 독을 먹으면 위에 있는 음식물을 토한다. 그러고 나서 장에 남아 있는 음식을 설사하면서 몸 밖으로 쏟아낸다.

그런데 독은 김기동 목사님이 이야기한 것처럼 자꾸 악한 마귀가 들어서인지 장에서 배양한다. 이것이 곧 이질이다. 설사가 오래 지속되면 이질이 된다. 장이 견디다 못해 헐어서 피까지 섞여 나오기도 한다. 피부로 나온 독은 땀구멍을 거쳐서 나오기에 두드러기가 된다. 우리 몸에서 제일 먼저 땀이 나는 머리 뒷부분과 귀 뒤에서 두드러기가 나고, 온몸에 퍼진다. 얼굴이나 손발은 항상 노출되어 있기에 두드러기가 나지 않는다. 초가집에서 비올 때 떨어진 빗물로 두드러기가 난 부위를 씻으면 가라앉기도 한다. 한증막에 가도 된다.

병은 이름을 정해서 나누면 고치기 어렵다. 병을 나누지 말아야 쉽게 고칠 수 있다. 두드러기나 설사(토사곽란)나 구토, 복통, 두통, 가려움증, 감기, 간경화, 장암, 간암, 피부암은 모두 같은 병이다. 하지만 나누지 않을 수 없는 게 현실이다. 원인은 똑같지만 결과를 보고 내과, 외과, 피부과, 안과, 이비인후과로 나눈다.

그중에서 똑같은 독을 먹었을 때 여름에 나타난 증세가 주로 식중독이다. 이것을 억지로 구토, 설사, 이질 그리고 두드러기로 나눈다. 독이 입을 통해 몸으로 들어왔을 때 나타난다. 똑같은 독이 몸에 들어오더라도 계절에 따라 증상이 다르다. 겨울에는 감기나 재채기, 기침, 몸살 등의 증상을 보이며 폐병으로 악화되고, 봄철에는 눈병, 콧병 등의 증세를 보인다.

식중독이란 변질된 음식을 먹어서 생긴 병이라는 것은 누구나 아는 사실이다. 그러나 똑같은 한자리에서 같은 음식을 먹었는데 이상하게도 식중독에 걸린 사람, 안 걸린 사람이 있다.

모든 병을 결과만 놓고 살펴보면 고치기 힘들다. 식중독 때문에 몸속에 퍼진 독을 이길 수 있는 음식이 있다. 모든 음식에는 상생과 상극이 있다. 또한 어느 독이든 급히 해결할 수 있는 음식이 있다. 식중독에는 양귀비가 제일 효험이 좋다. 양귀비라는 풀은 그 진액은 물론 잎이

나 줄기만 다려 먹어도 금방 낫는다. 자주 먹으면 완쾌되고 모든 통증이 없어진다.

통증이 나타나는 것은 좋은 현상이다. 두통은 몸에 독이 지나치게 많이 들어와 간이 해독을 하는 데 애를 먹고 있다는 경보이다. 체했을 때도, 독이 장을 통과할 때도 두통을 느낄 수 있다. 동맥경화를 앓을 때도, 중풍이 닥치기 전에도 뒤통수로 경보가 전해진다.

몸에 영양이 부족할 때도 앞이마 양쪽으로 빈혈이 온다. 장이나 위에 이상이 있을 때는 맹장이 경보를 보낸다. 여러 곳에서 경보 장치가 증세를 알려줄 때 양귀비를 먹으면 해독도 되고 병도 쉽게 고칠 수 있지만, 모든 경보장치까지 마비되어 결국에는 병이 나도 감각을 모르고 죽게 된다.

양귀비를 먹으면 기분이 좋아져서 계속 먹게 된다. 습관이 되고, 중독이 되어 정신병으로까지 악화된다. 때문에 우리나라를 비롯해서 많은 나라가 법으로 양귀비를 먹는 것을 금지하고 있다.

식중독에 녹두를 써도 효과가 있다. 녹두는 구토, 설사, 두드러기에 효험이 좋다. 처음 토할 때 독이 있는 음식은 밖으로 쏟아져나오지만 계속 토하게 되면 한약, 양약 할 것 없이 모든 음식물을 몸에서 받아들이지 못한다. 어떤 음식이라도 미량이나마 독성분이 있기에 계속 토하는 것이다. 더욱 심해지면 찬물마저도 토한다.

몇 년 전 어느 목사님은 병원에서 20일간을 계속 토를 하고 물도 마실 수 없어 혈관에 주사기로 수분을 보충하면서 누워 있었다. 녹두를 달여서 드리니 병세가 호전되었다. 연이어 죽을 끓여 드렸더니 식사를 할 수 있을 정도로 완쾌되었다. 그러나 녹두가 좋다고 계속 쓰면 다른 약이 효과가 없게 되고, 몸에 유익한 성분도 중화되니 유의해야 한다. 이것도 계속 되면 국제법으로 금지시킬까봐서 하는 말이다.

육류에서 나오는 독은 메밀을 먹으면 예방은 되지만 치료는 어렵다. 메밀은 지방질을 제거하면서 몸을 차게 한다. 불고기 먹고 냉면 먹으면 금방 배고프고 허전해진다. 메밀 좋다고 계속 먹으면 기운이 떨어진다. 정신병자에게 계속 먹이면 발작하지 않는다. 예부터 메밀묵은 도깨비를 쫓는다고 한다.

식중독에는 미나리도 좋다. 생선에서 오는 식중독은 미나리를 먹으면 예방이 된다. 제일 좋은 방법은 생선을 요리할 때 미나리를 넣는 것이다. 약간 변질된 생선일지라도 미나리와 함께 먹으면 식중독에 걸리지 않는다. 미나리를 먹기 힘들다면 즙을 내서 마셔도 좋다. 미나리를 먹어도 낫지 않는다면 그 미나리를 어디서 뜯어 왔느냐 살펴봐야 한다. 여러 가지 폐수로 오염된 곳에 미나리를 심으면 물은 정화되지만 그 미나리를 먹으면 독을 먹는 것과 마찬가지다. 미나리가 어떤 밑거름과 어떤 물에서 컸느냐가 중요하다.

식초도 좋다. **식초는 생선 독을 예방한다. 요리할 때 넣어주면 그 음식을 먹고 병이 나지 않는다. 육류나 생선을 먹을 때 식초를 조금씩 먹으면 식중독에 걸리지 않는다.** 식초의 원료는 과일이나 쌀, 곡식이 발효된 것이다. 육류나 생선을 먹을 때 막걸리를 한 모금씩 먹으면 병이 나지 않는다. 똑같이 음식을 먹었는데 막걸리 한 잔씩 먹은 사람은 식중독에 안 걸리고, 안 먹은 사람은 걸리게 된다.

쓴 음식을 미리 먹어주면 쓸개액이 많아져 장이 튼튼해지고 배탈이

나도 이질로 악화되지 않는다. 쓴 나물을 많이 먹어주어야 한다. 즙을 내서 먹어도 좋다. 이스라엘에서는 정월 열나흗날부터 스물하루까지 쓴 나물만 먹는 명절이 있다. 이스라엘 여인들은 냉이 없고 애 낳고도 금방 찬물로 목욕을 한다. 산후 조리를 하지 않아도 건강하다. 우리나라 사람들은 단오 때 쑥 먹고 익모초를 즙 내서 먹으면서 여름 식중독과 설사, 이질을 예방한다. 절기에 맞춰 음식을 먹는다면 이질뿐 아니라 고질병까지 다 고칠 수 있다.

급살이란 주로 벼락 맞는 것 외에는 식중독, 급체, 교통사고나 살인 강도를 만났을 때 일어난다. 혈압으로 쓰러진 것은 급살이 아니다. 분명히 몇 년 전부터 손발이 가끔 마비되고, 뒤통수에 이상이 있었을 것이다.

급살을 피하기 위한 식단을 짜보자. 모든 잔치란 잔치는 묵을 먼저 쑤어야 하며(도토리, 메밀, 녹두) 생선 요리에는 꼭 미나리가 들어가야 한다. 특히 홍어회나 해물잡탕, 조개류의 요리에는 꼭 들어가야 한다. 생선회는 식초를 쳐서 먹고, 돼지고기에는 새우젓, 쇠고기에는 배, 개고기에는 살구를 함께 먹는 것은 일반 상식이다. 발효된 음료인 막걸리나 소주를 한 모금만 하는 것도 좋다.

원래 우리나라에서는 여름 잔치가 없었다. 모든 결혼식은 가을에 있었다. 늦으면 겨울, 봄에 했다. 때문에 아기들은 겨울에 태어났다. 백일, 돌도 겨울이고, 생일이란 생일은 다 겨울이고, 환갑도 겨울이고 (옛말에 오뉴월은 부부간도 싫다는 말이 있으나 불한당不汗黨은 예외다), 초상도 주로 통계적으로 겨울, 봄에 많이 나서 제사 또한 겨울, 봄에 있었다.

그러나 이것을 미신이라 치부하고, 여름에 결혼하는 사람들을 보면 주로 기독교인들이다. 다른 종교를 믿는 사람들이 벌이는 잔치에 가보면 묵 없는 잔치가 없다. 이들은 해물을 끓일 때 정종 넣고 끓인다(기독교인들이 넣는 것도 보긴 했다). 식중독 걸려 구토, 설사, 두드러기 나면 녹두, 미나리 먹고 한증막 가면 고쳐질 것을 목사님더러 안수기도 해달라고 부탁한다. 풍속을 무시하고, 계절을 무시하고 마구잡이로 살다 보면 급살 맞는다.

고혈압 환자에게는 산삼이 극약

산삼은 3,000만 년 전부터 북위 30~40도 지점 북반구에서 자생하기 시작했다고 전해지는데, 학명은 'PANAX GINSENG CAMEYER'으로, 그리스어로 '만병 통치약'이란 뜻이다. 산삼은 식물 분류로는 오가피과에 속하는 반음지 식물이다. 따라서 산삼은 북향 또는 북동향의 경사가 완만하고 습하며 배수가 잘되는 곳에서 자란다. 재배인삼은 산삼의 씨앗을 재배한 것이다. 따라서 산삼은 인삼의 원종이다.

우리나라에서는 산삼이 전라남도 '모후산'에서 최초로 발견되었다고 한다. 그 씨앗을 집 근처에 뿌려 사람의 손으로 재배하기 시작한 것이 오늘날의 인삼(人蔘)이라 전해진다. 인삼의 익은 열매를 먹은 짐승들이 몸에서 소화하지 못하고 배설하거나 뱉어버린 것이 자연적으로 발아하여 자란 식물을 산삼(山蔘)이라 한다.

씨앗이 발아하기 위해서는 조건이 까다롭다. 방위, 습도, 배수, 토양(알칼리성), 고도, 지형, 일조량, 수림의 종류, 주위에 자생하고 있는 식물 등이 완벽한 조건을 갖추지 아니하면 안 된다.

만약 이렇게 스스로 자랄 수 있는 여건이 불충분하면 땅속에서 약

50여 년 동안 휴면(休眠) 상태로 있게 된다. 이런 산삼은 뿌리가 물렁하며 잔뿌리가 거의 없고, 4월 말경에 싹이 돋아 5월 초에 꽃이 핀다. 이 꽃은 흰색 작은 봉오리를 맺으며, 꽃이 지고 나면 열매가 성숙되어 7월 중순경에서 8월 초경에 붉게 익어 8월 중순이면 낙과한다.

산삼은 초기에는 세 잎으로 발아하여 다섯 잎으로 자란다. 성장하려면 대략 4~5년이 걸린다. 산삼의 연중 생장 기간은 5~8월이며, 1년 동안 성장할 수 있는 기간이 4개월 동안 300시간 정도로 한정되어 있다.

자연산삼의 경우 잎의 수, 크기, 가지의 수가 시간이 갈수록 비례하므로 줄기의 굵기, 뿌리의 크기와 상태, 뇌두(腦頭)의 상태, 잎의 크기 등을 보고 산삼의 연령을 결정한다.

산삼의 효용은 인삼과 비슷하나 효과가 월등하다. 맛은 달고 약간 쓰다. 폐경에 들어간 여성의 원기를 많이 보하여 주고, 비장을 보호하고 폐에 이로움을 주며(보비익폐補脾益肺), 진액이 나오게 하여 갈증을 그치며(생진지갈生津止渴), 정신을 안정시켜 머리를 맑게 한다(안신증지安神增智). 기운이 없어 몸이 늘어지거나(기허욕탈氣虛欲脫), 피를 많이 흘린 후나 토하고 설사를 많이 하고 혹은 비기(脾氣) 부족으로 권태감이나 무력감, 식욕부진, 상복부 팽만감, 더부룩하거나 폐기가 약하여 숨쉬기가 가쁘고 행동에 힘이 없고, 조금만 움직여도 숨이 차는 증상(동측기천動則氣喘)을 치료하거나 진액이 상하여 입에 갈증이 있을 때 복용한다.

산삼은 체질을 개선하여 병에 대한 저항력 및 자연치유력을 강하게 하는 보약으로, 복용하면 서서히 체질이 개선된다. 산삼은 사람의 막힌 기를 뚫어 순환하는 효과가 있다. 다만 특정한 병을 위한 치료제는 아니다.

산골에 살다 보니 산삼에 대한 이야기도 많이 들었다. 1972년, 경기도에 살 때 이웃마을 노인이 70년 된 산삼을 캤다. 신문, 방송에 나고 그때 돈으로 500만 원이나 하는 큰돈을 받고 팔았다.

농산물과 임산물은 특례 과세가 있기 때문에 세금 매기기가 애매했다. 정작 세무서에서는 가만히 있는데 가짜 세무관들이 탈세를 했느니, 세금을 감면해주겠느니 하며 귀찮게 굴고 공갈 협박까지 했다고 한다. 이 노인이 귀가 먹어 못 알아 듣는 척하니 그들은 자기들끼리 답답하다는 시늉을 해가며 별짓을 다했다. 가짜 세무관은 한두 명이 아니고 여러 곳에서 많은 사람이 찾아왔다. 그런데도 노인은 산삼을 팔고 나서도 아무 데도 돈을 주지 않았다.

어느 교수가 속한 단체에서 그 산삼을 분석 결과 그 삼이 장뇌삼이라는 것이 밝혀졌다. 산삼을 샀던 사람은 다시 찾아와 물리고 갔다.

이 이야기가 방송에 보도된 뒤 다른 사람이 와서 인삼도 3년근 다르고 6년근 다른데, 산에서 70년이 되었으면 그 삼 값은 700만 원도 넘을 거라며 비싼 값을 치르고 가져갔다. 가짜 세무관들은 그 전에 되물려 간 것만 알고 잠잠했다고 한다.

우리 마을에서는 아이를 기르면 무조건 산삼을 먹이는 것이 풍습처럼 되어 있다. 꿈에서도 보기 힘든 산삼을 어떻게 먹이느냐고? 별로 어렵지 않다.

산삼이 100년, 300년 된 것은 값이 비싸서 엄두도 낼 수 없지만 아이가 네다섯 살 될 적에는 6~7년근 산삼을 몇 만 원으로도 먹일 수 있다. 산삼의 연수와 아이의 나이, 체격을 잘 맞춰 적당히 먹여야 된다. 만약 산삼의 양이 많으면 열이 심하게 난다. 열이 약간 나는 것은 좋은 증세이지만 너무 심하게 날 때는 녹두를 먹여서 산삼의 효과를 줄여 중화해야 한다.

산삼의 효과는 서서히 난다. 몇 년 후부터 효과가 있는 것이니 처음부터 욕심을 부리지 말아야 한다. 성인이 된 후에는 과하게 먹어도 괜찮으나 고혈압 환자나 열이 많은 어린아이는 절대로 먹어서는 안 된다.

도시인들은 개고기 먹지 마라

　요즈음은 음력이 표시되지 않은 달력이 많다. 복날은 음력으로 뜻 깊은 날이다. 그러나 요즈음은 그냥 달력에 '초복'이라고 쓰여 있어서 개고기 먹는 행사만 한다.

　논농사를 짓다 보면 논김 매는 일이 제일 힘들다. 지금은 논김 매는 일이 없어졌다. 못자리는 간단하고, 모내기는 재미도 있고, 추수는 힘들어도 보람이 있다. 하지만 논김 매기가 얼마나 힘든지를 말로 표현해 보련다.

　우선 모내기가 끝나고 20일이 지나면 논바닥을 모두 호미로 파주어야 된다. 밭김 매기는 물속이 아니라서 먼지만 나지만, 논김 매기는 물속에서 빈틈없이 벼 포기를 상하지 않도록 파 엎어야만 한다. 날씨는 복중이라서 무덥고, 논에는 그늘도 없다. 밭김 맬 적에는 허리나 어깨가 아프면 앉아서 쉴 수 있지만, 논에서는 서서 쉬어야 된다.

　다시 10일이 지나면 호미로 매지 않고 손으로 논 전체의 풀을 뜯어준다. 역시 빈틈없이 논바닥 전체를 흙을 주물러가며 풀이 있건 없건 긁기도 하고, 주무르기도 하고, 풀도 뜯어준다. 전체 논매기를 세 번 해야 하는데 두 번째가 그중에서 약간 쉽다.

다시 20일이 지나면 또다시 손으로 김을 맨다. 이때는 자라난 벼에 이마도 찔리고 눈도 찔린다. 손이나 팔은 볏잎이 스치면 살갗이 베어 피가 나고 쓰리고 아프다. 김맬 때마다 틈틈이 거머리가 달라붙어 피가 난다. 거머리는 어떻게 피를 빼는지 몸에 달라붙어 피를 빨아먹어도 감각이 없다. 피가 나는 것을 보고서야 알아차리지만 손으로 뜯어내려 해도 찰거머리같이 떨어지지 않는다. 거머리가 피부를 뚫고 주둥이를 깊이 처박고 있기 때문이다. 몸을 자주 살펴보고 피부를 뚫기 전에 떼어내면 잘 떨어지지만, 거머리를 만지는 느낌이 그리 좋지 않다. 이렇게 해서 논김을 세 번 매노라면 논농사 다 지은 기분이 들고, 삼복이 다 지나 서늘한 바람이 분다.

초복에 한창 논매기를 할 때 '호미 씻기'라고도 하고 '복 다림'이라고도 하며, 주인이 머슴들과 일꾼들에게 몸보신하라고 개를 잡아먹인다. 논김 매는 것은 머슴 한두 명이 할 수 없어 일꾼 몇 십 명씩 함께 하는데, 개 한 마리 정도는 점심 때 너끈히 먹어치운다. 일꾼들은 하루쯤 쉬고 싶지만 구두쇠 주인은 휴일을 주지 않는다. 그러면 머슴은 갑자기 몸이 아프다고 드러눕는다. 주인은 꾀병임을 알고서도 어쩔 수 없으니 미리 휴일을 정해준다.

사실 개는 가축이라기보다는 사람을 따르고 주인을 잘 알아봐서 집 지키는 데 꼭 필요한 짐승이다. 그렇지만 역시 부잣집에나 필요한 짐승이다. 가난한 집에서는 잃어버릴 물건이나 훔쳐갈 돈이 없기에 시끄럽기만 하고 먹일 양식도, 음식찌꺼기도 없다.

나는 가난한 집안에서 자랐기에 아버지께 생선을 뼈째 먹는 법부터 배웠다. 자랄 적엔 우리 집에서 개를 기른다는 생각조차 못 해봤다. 개한 마리가 한 식구와 마찬가지로 먹기 때문이다.

개는 가끔씩 영양상태가 안 좋아 죽어가는 사람을 위해 약으로 쓰려고 잡았다. 개가 가축이냐 아니냐 논의하다가 가축의 분류에서 빠지고, 축산법에서도 빠져 지금은 법으로 따지기가 애매해졌다.

똑같은 밥인데도 임금님이 먹으면 수라상이고, 어른들이 먹으면 진지가 되고, 아이들이 먹으면 밥이 된다. 아이들 밥도 주인집 아가씨, 도련님이 드시면 진지가 되고, 개가 먹으면 개밥이 된다. 개를 기를 수도 없이 가난한 집안에서 개고기를 먹는다는 것은 꿈도 꿀 수 없었다. 무슨 개고기를 먹는 것이 종교적으로나 건강상으로 좋으냐, 좋지 않으냐가 문제가 되는 것이 아니었다. 너무 귀해서 먹을 수가 없었다.

마을에서도 부잣집에만 개가 몇 마리 있었다. 하지만 부자라고 다 있는 것은 아니었다. 부잣집에만 소, 돼지가 있으면 음식찌꺼기가 소, 돼지 몫이 되었다. 큰 개는 두 사람 몫을 먹고 집안에 별 이익을 주지 않는다. 그리고 1～2년 길러서 겨우 부잣집 약이나 보신용으로 쓰였다. 복날 머슴들 몸보신하라고 개를 잡아준 부자들은 드물었다.

때문에 아무리 부잣집이라도 1년에 개를 세 마리나 잡지는 않는다. 다음 중복은 다른 집에서 일할 때 잡기도 한다. 그러나 혼자 겨우 농사 짓는 가난한 집은 개를 잡을 수 없어 닭을 잡아 인삼과 찹쌀을 넣어 죽을 쑤어 먹었다. 이것이 삼계탕이다. 정월에 부화할 병아리가 이때쯤이면 1kg 정도 나가니 육질이 연하고 맛있다.

요즈음은 복날 개념이 다르다. 농부들은 바쁜 시간에 쫓겨 복날이 언제인지도 모른다. 요즈음 농부들은 복날을 챙길 필요가 없다. 논바닥에서 땀 흘리며 논김을 매지 않기 때문이다. 논김은 오리를 넣어 해결하거나 우렁이를 넣어 김을 뜯어먹도록 하고서 아예 논에 들어가지 않는다. 더욱이 제초제 뿌리고 가을걷이만 기다린다. 이러다 보니 복이란 개념이 자연스레 없어졌다.

그늘에서 일하고 농기계를 사용하는 농민들이, 나름대로 힘은 들겠지만, 개고기까지 먹으면서 보신해야 될 정도는 아니다. 그렇지만 삼복더위에 보신탕이나 삼계탕을 한두 번 먹어주는 것이 좋겠다.

정작 농민들은 복날을 잊어먹고 있는데 도시 사람들이 삼복을 더 찾는다. 도시 사람들도 용광로 주변에서 일하는 이들이나 건축을 하는 이들, 도로를 공사하는 이들은 삼복을 찾아 몸보신을 해주어야 하지만, 사무실에서 찬 공기 쐬고, 땀 흘려 일하지 않는 이들은 절대로 삼복 찾아 개고기, 닭고기 먹지 말아야 건강하다.

요즈음 '복날'은 옛날처럼 채소만 먹다가 장날 저자에 가서 생선도 아닌 굴비를 사서 샌님상에 올리고, 자반고등어 사다 먹고 다음 장날을 손 꼽아 기다렸던 시절의 '복날' 개념이 아니다. 요즈음은 친구 만나면 보신탕집 가고, 사철탕집, 영양탕집 찾아간다. 게다가 집에서도 수시로 치킨 사다 먹는다. 그런데 또다시 삼복 찾으며 몸보신하려고 한다면 그 많은 영양을 우리 몸에서 받아들일 수 있겠는가?

몇 년 전 나는 늑막염을 앓았다. 늑막염에 개고기 좋다는 것은 상식이다. 가까이 사는 집에서 개 한 마리를 잡아다 주는 것을 시작으로 멀리 고성에서도 개가 선물로 들어온다. 큰 개만 보내오는 것이 아니고 두고두고 기르면서 잡아먹으라고 큰 개, 중간 개, 작은 개, 강아지까지 몇 마리 싣고 왔다. 포천에서도 보내오고, 의정부서도 보내온다. 집 안에 없던 개가 생기니 아이들은 정이 들어 모두 다 기르려고 했다.

지나친 것은 모자람만 못하다. 물론 늑막염에는 개고기가 좋다. 개 한 마리를 먹고 나니 갑자기 싫증이 난다. 그 후로 안 먹었다. 꼭 싫어서 안 먹은 것이 아니다. 골수암환자가 있었다. 무슨 음식을 평소에 많이 먹었냐고 물었더니 개고기를 끊이지 않고 먹어왔다고 한다.

게으른 여자한테 개장국보다 간단한 음식이 없다. 한 마리 끓여서 냉장고에 넣어두고 채소만 준비해두었다가 아침에 데워서 채소만 한 줌 넣고 전기밥솥에서 밥 한 공기 떠주면 된다. 그러고 나면 정력은 오죽하겠는가.

몸에 좋다고 한 가지 음식을 몇 년 동안 계속해서 먹다 보면 병이 나지 않으려야 않을 수가 없다. 또 자기 집에서 기른 개는 좋지 않다는 것을 명심해야 한다.

예부터 전해 내려온 이야기다. 섣달에 개고기를 먹으면 재수 없다고 한다. 계절적으로 개고기는 여름철 음식이다. 음력 섣달은 양력 1월로 소한, 대한이 들어 있는 달이다. 정월도 역시 추운 계절이고 모든 명절과 제사가 겹친 때라서 피해야 한다.

일년 내내 바쁘게 지냈던 보신탕집은 섣달만은 휴업을 하든지 다른 음식을 대치해서 운영했으면 한다. 꼭 재수가 없다기보다는 다른 사고가 나도 개고기가 뒤집어쓴다. 아무리 사철탕이라 이름 지어도 섣달 정월에는 손님이 없다. 영양탕이라 이름을 바꿔도 개고기는 개고기다.

우리 집에서 건너편으로 사철탕집이 보인다. 금년 삼복 때 잡아먹으려고 개를 많이 기른다. 지금도 개 짖는 소리가 들린다. '엎드릴 복(伏)'은 '사람 인(人)'자에 '개 견(犬)'자가 함께 들어간 글자다. 그러니까 복(伏)날은 사람이 개 잡아 먹는 날은 맞다.

삼복 때마다 개들이 죽지 않으려고 짖어대는 것처럼 나도 한마디 개 짖는 소리를 짖어댄 것이니 보신탕집 경영하는 이들은 쓸데없는 오해 없기 바란다.

만두속보다 만두피가 더 문제다

외출하여 사 먹는 음식을 보면 모두 가공식품이다. 가공식품 중에도 우리 음식에 가깝고 제일 흔한 것이 떡볶이, 순대, 만두다.

약 20년 전의 일이다. 고속도로 휴게소에서 만두를 사 먹다가 용기에 써 있는 작은 글씨를 자세히 읽어보니 유통기간이 2년이 넘었다. 무슨 음식이든 냉장고에서 일주일 이상 있으면 좋지 않다. 그런데 유통기간이 2년이라니! 그 후로는 휴게소에서 비닐용기에 들어 있는 만두를 사 먹지 않았다. 무슨 음식이든 전자레인지에 데워 먹으면 영양가가 파괴된다. 그 비닐용기에 든 만두를 전자레인지에 데워 주는 것도 싫었다.

그 뒤로 음식점에서 가끔 만둣국을 시켜 먹었다. 그런데 몇 년 전부터는 음식점마다 나오는 만두 모양이 똑같다. 이제는 먹지 말아야 될 음식이 된 것이다. 다만 손님들이 보는 데서 직접 만들어 파는 곳을 즐겨 찾게 되었다. 우리 집에서도 식구가 적을 때는 자주 만들어 먹었으나 지금은 30명이 넘어서니 설날이나 초겨울에 김치가 익었을 때 가끔 만들어 먹는 음식이 됐다.

만두 재료는 크게 두 가지로 나눌 수 있다. 만두속과 만두피다. 만두속은 무엇보다도 김치가 주를 이루고, 만두가 중국에서 온 음식이라 역시 돼지고기가 들어가야 제 맛이다. 그렇지만 고기를 싫어하는 이도 있고, 건강상 고기를 먹지 말아야 하는 사람들이 있으니 재료를 달리 하여 두 종류로 만들어야 한다.

만두속으로는 신 김치보다 적당히 익은 김치가 좋다. 두부와 숙주나물이 들어가면 좋으련만, 약 30년 전부터 당면이 들어갔다. 절간에서는 고기를 넣을 수 없으니 버섯도 넣고, 땅콩도 볶아 찧어서 넣고, 들기름과 참깨도 넣어 색다른 맛이 있다.

만두 국물은 사골을 고아 끓이면 맛이 있다. 닭고기 삶은 국물도 맛이 있으나 고혈압 환자나 중풍환자가 먹어서는 안 된다. 조개 국물이나 해산물 국물로도 끓이지만 이도 역시 콜레스테롤이 많아서 안 된다. 몇 년 전, 오리고기는 중풍환자에 좋다는 생각만 하고 오리고기를 만두속에 넣고 만둣국을 끓여서 온 식구가 먹었다.

다음 날, 중풍을 앓는 집사님이 자리에서 일어나지 못하고 오줌똥을 싸면서 헤맸다. 오리고기도 중풍환자에게는 좋지 않다는 사실을 깨달았다. 아무튼 만둣국을 끓이려면 국물 내는 것이 더 어려운 문제다. 기껏해야 멸치와 다시마 넣고, 무 크게 썰어 넣고 오래 끓인 후 파 썰어 넣고, 마늘 찧어 넣는 정도로 만족해야 하겠다.

꿩만두야말로 일미 중 일미다. 꿩을 잡았다 치고, 그 고기를 잘 발라서 잘게 다진다. 오래 다질수록 좋다. 다진 고기에 두부와 숙주나물을 넣고 간장으로 적당히 간을 해서 만두속을 만든다. 그리고 꿩의 뼈로 육수를 만든다.

꿩고기로 만두속을 만들면 만두가 터져도 풀어지지 않는다. 꿩만큼

쫄깃쫄깃한 만두속이 없다. 그러나 사냥한 꿩이면 좋으련만, 극약을 먹여 잡은 꿩은 독약을 먹는 것이나 마찬가지다. 집에서 기른 꿩도 사냥한 꿩만은 못하지만 맛있다.

조선시대에는 메밀가루로도 만두피를 만들었다는 문헌이 있다. 메밀가루든 밀가루든 만두만 싸면 만두피다. 그러나 요즈음 언론은 중국에서 들어오는 유해식품인 단무지만 이야기하지 미국에서 들여오는 수입 밀가루의 해로운 점은 전혀 보도하지 않는다.

내가 보기에 만두속의 대장균보다는 만두피를 만든 밀가루가 더 큰 문제다. 수입밀의 유전자 조작 여부도, 농약 문제도 그렇다. 제초제를 뿌려 농사지은 밀에 운반 도중에도 방부제를 사용해서 수입한 밀가루는 3년, 5년 두어도 벌레가 생기지 않는다. 국산 밀가루에서 생긴 벌레를 수입 밀가루에 잡아다 넣으면 금방 죽고 만다. 이러한 밀가루로 만든 만두피를 전혀 문제 삼지 않는 것이 참으로 궁금하다.

몇 년 전 만두속 만드는 회사 사장이 자살한 것을 두고 온 국민이 안타까워했다. 한 사람이 얼마나 많은 사람들을 병들어 죽게 만들었는지 모른다. 억울하다는 유서 내용도 있으나 우리가 진정으로 문제 삼을 것은 그 식품의 재료에서 검출되지 않는 제초제, 방부제다. 문제의 본질을 벗어나 만두속에 있는 대장균만 가지고 논의하는데, 대장균은 끓이고 익히면 금방 죽는다. 참 한심스럽다.

불량만두속보다 더 나쁜 것이 만두피다. 그리고 그 만두를 끓여 먹는 국물 재료가 더 큰 문제다. 요즘엔 만두피에 밀가루보다 전분이 들어가는 모양이다. 전분이 아니고서는 만두피를 그렇게 얇게 만들 수가 없다. 만들어도 금방 터진다. 그 전분이 문제다.

　우리나라에서는 그렇게 많은 감자나 옥수수가 생산되지 않는다. 감자는 모자라서 전분 공장에 들어갈 수도 없다. 감자 파동이 나서 감자한 개에 2,000원까지 올랐던 적도 있다. 그 비싼 국산 감자로 전분을 만들지 않을 것이다. 감자로 전분을 만들면 얼마 나오지 않는다. 옥수수로 만들면 더욱 적게 나온다.

　우리나라 옥수수는 풋옥수수로도 모자란다. 수입 옥수수로 만든 전분도 시중에서 팔면 국산으로 착각하게 된다. 국내 공장에서 생산하는 식품이기에 그렇다. 이 전분이 강원도 감자가루로 변해서 감자떡이 된다. 그리고 만두속과 순대에 들어가는 당면이 된다. 떡볶이를 만들 때 전분을 넣으면 떡이 굳지 않아서 좋다. 역시 일부 극소수의 만두공장에서 만두피를 만들 때 사용하는 것으로 안다.

　유래야 어떻든 만두를 터뜨려 보면 알 것을 만두피로 썼다고 잘못된 음식 쓰레기를 넣으면 먹는 사람들이 그냥 먹고 가만히 있겠는가. 실제로 만두 회사만 탓할 것이 아니다. 사 먹어도 될 식품이 있고, 절대로 공장에서 만들어서는 안 될 식품이 있다. 아무리 연구해도 밥 공장은 만들 수 없는 것처럼 만두공장도 될 수 없는 공장이다.

뷔페는 부패

원시시대를 제외하면 우리나라는 5,000년 역사 중 대부분이 농경사회였고, 최근 들어 불과 40년 만에 산업사회로 변화했다. 농경사회에서 농번기 때는 특별한 일이 없는 한 여름에 잔치를 하지 않았다. 잔치가 뭐 겨울, 여름 있겠는가 하는 생각들을 하겠으나 '부패화'되기 전엔 그렇지 않았다. 가을도 마찬가지다. 가을걷이를 일찍 끝내는 집에서 가끔 가을잔치를 하기도 했는데 불평이 많았다.

가을걷이가 끝나면, 기와지붕 밑에 사는 부자들은 모르겠지만, 지붕 갈아 덮는 일이 큰일이다. 그나마도 좀 여유 있는 집들의 경우, 억새풀이나 밀짚으로 이어주면 3~5년 정도 가고, 대마를 벗겨낸 겨릅으로 이으면 7년 정도 가지만, 볏짚으로 이으면 해마다 새로 이어주어야 한다. 어떻게 좀 볏짚이 여유가 있어 두텁게 이어주면 2년 정도 괜찮지만, 여유가 없는 집에서는 그렇지 못했다.

최소한 초가 3칸 이으려면 이엉이 70장 정도 든다. 재빠르고 부지런한 이들이 아침 먹기 전부터 일해도 하루에 열다섯 장 정도 엮는다. 이런 때에 부잣집에서 그 사정 모르고 잔치 벌이면 욕먹는다. 그러나 누가 부자들 듣는 데서 욕하거나 불평하지 않는다. 그러다가 소작하던 전답 빼앗기면 굶어죽기 때문이다.

겨울철이 되면 땔나무하는 일 말고는 한가해진다. 헛간이 있는 부잣집에서는 멍석 만들고 가마니 치지만, 멍석 둘 곳도 없고 가마니에 담아둘 곡식도 없는 가난한 집에서는 여유 있게 부잣집 일을 도와줄 수 있게 된다. 이때 마을에 잔치가 있으면 서로 좋다.

부잣집 잔치는 한턱내는 것이다. 갖은 음식 차려서 이웃마을 사람들까지 초청해서 한턱낸다. 음식은 미리 이 집 저 집에서 분담한다. 콩나물 길러올 집, 묵 쑤어올 집, 두부 하는 집 등 두루 챙겨두고 잔치 전전날 모여서 음식을 한다.

가난한 집 잔치는 좀 다르다. 이웃집에서 자진해서 음식을 하나씩 맡는다. 콩나물 기르는 집, 두부 하는 집, 묵 쑤는 집 등 모두 음식을 해가지고 모인다. 집이 좁으면 이웃집까지 빌려서 같이 즐겼던 것이 농경사회의 잔치풍경이었다.

요즘 잔치는 부패식으로 한다. '뷔페'니 '부페'니 발음 가지고 따지지말자. 미국사람이 들으면 모두 어색하고, 프랑스 사람들 들으면 더욱 어색하다. 아무튼 우리 선조들이 음식 나누어 해가지고 모여서 함께 나누어 먹으면서 부담 없이 축하해주었던 잔치가 축하금 가지고 모이는 잔치로 바뀌면서 부패된 것이다.

얼굴도, 이름도 모르는 사람한테 청첩장이 오는가 해서 보면 별 친하지도 않은 권력가들이다. 또 부조를 적게 했느니 많이 했느니 한다. 적게 하면 적게 했노라고 기분 나빠하고, 많이 하면 또 갚을 것을 생각해서 부담이 간다. 1970년대까지만 해도 중국집에서 까만 국수 한 그 릇씩 나누어먹고 지냈는데, 그나마 박정희 정권 때는 관혼상제 간소화 법을 만들어 그도 못하게 중한 벌금형을 내렸다. 하지만 막아내지 못했 다. 자장면까지만 허용했으면 성공했으련만, 그마저 막으려다 실패한 것이다. 개를 쫓으려면 도망갈 곳을 보고 쫓아야 된다. 그렇지 않으면 오히려 개가 돌아서서 쫓는 사람을 물게 된다. 1970년대 관혼상제법은 도망갈 길을 막고 개를 쫓았던 격이다. 막으려 해도 막을 길이 없어 다 시 음식 대접이 이어졌다. 그런데 언제부터인지 서로 경쟁이라도 하듯 부패집을 찾게 되었다.

경기도 성남의 주민교회 이해학 목사는 교인들이 돌잔치마다 부패 식으로 초청한다고 하소연한다. 이러한 폐단을 어떻게 막느냐고 묻는 다. 원래 백일잔치는 4촌까지만 불렀고, 돌잔치는 10촌 이내로 모여 미 역국에 떡 한 가지 해놓고 나누어 먹었다. 돌상이라야 부잣집 몇 대 독 자 아니고는 성대하게 차리지 않았다.

백일잔치, 돌잔치를 부패집으로 초청하는 것은 바쁜 세상에 음식 준 비할 시간이 없기도 하고, 많은 식구들을 초청하려면 집이 비좁은 것도 있겠으나 애엄마들이 음식할 줄 모르고 게을러서 하기 싫은 이유도 있 겠다.

집에서 간단히 차리면 될 일을 음식점에 맡기니 초청받은 이들은 그 냥 갈 수 없어 봉투 챙겨 돈 담는다. 부담 없이 1,000원짜리, 5,000원짜 리 손에 쥐어주고 나와도 될 일을 장소가 부패집이니 한 사람 입장료가 2~3만 원 하는지라 억지 부패값 3만 원 이상 봉투에 담아주어야 되고, 또 기억 못할까봐 봉투에 이름 적고, 주인은 많은 손님 기억 못할까봐 친구 시켜서 치부책에 적는다.

제발 부탁인데 백일잔치는 4촌까지만 초청해서 빈손으로 다녀가도록 하자. 금반지 아이 손에 끼어주어도 금인지 모르고 귀찮기만 하다. 그 반지 돌 때까지 못 낀다.

돌잔치는 집에서 모이고, 집 좁으면 4촌까지만 부르고, 그도 좁으면 그만두자. 백일, 돌, 환갑, 칠순, 팔순, 개업식, 폐업식 모두 관혼상제에 들어가지도 않는 행사이다. 이상하게도 생일잔치는 모두 집에서 하거나 직장에서 하거나 아니면 조그만 식당에서 한다. 부조가 안 나오니 손해 볼 것이 뻔하기 때문이다.

배고픈 시절의 잔치란 평소에 먹지 않는 귀한 음식을 해서 두루두루 나누어 먹는 것이다. 정성스럽게 잘 장만해서 이웃마을 거지 패들까지 불러들여 잘 대접했던 것이다. 요즈음에는 봉투 받아 적고 식권을 나누어준다. 봉투 내고 부부간에 가서 식권 두 장 받으면 미안하다. 아이들 데리고 가면 주인은 손해다. 음식은 음식점 주인이 돈 벌려고 만든 요리라서 정성 들여 만든 것이 아니다. 이런 점심을 먹고 건강하기를 바랄 수 없다. 축하는 무슨 축하며 접시 하나 들고 자기 먹고 싶은 것만 골라 먹다 보면 소화가 잘될까 싶다. 백일잔치, 돌잔치도 부패되었고 결혼식은 부패식이고 환갑, 칠순, 팔순 모두 부패되었다.

나는 노회나 시찰회에 가기가 싫다. 틀에 박힌 예배의식은 잠깐 동안 참고 있으면 되지만, 필요 없는 회의는 너무 지겹다. 7년간 말만 배운 신학교 출신 목사들이라서 그런지 말에 꼬리를 잡고 회의 진행법 찾고 헌법교리 찾다가 정작 회의 주제는 뒷전으로 물러난다. 내가 속해 있는 노회나 총회만 그렇다는 것이 아니다. 기독교계의 모든 회의들이 그렇다. 여기까지는 그대로 수용할 수 있으나 회의 끝나고 나서 점심시간이 더 지겹다.

점심은 고기 부패로 준비됐다는 안내가 나오면 혼자 빠져나갈 수도 없다. 왜냐하면 회의장에서 하는 회의는 다툼과 잘난 척했던 회의이지만, 식당에서 밥 먹으면서 하는 회의야말로 본회의이기 때문이다. 일반 한식 부패면 그런대로 골라먹겠으나 고기 부패면 싫든 좋든 고기를 먹어야 된다.

누차 말했지만 고기는 안 먹어도 안 되고, 너무 먹어도 안 되는 음식이다. 그런데 고기 부패는 고기만 먹어야 하니 나에게는 너무 큰 고문이다. 더 재미있고 끔찍한 일은 우리 노회에 중풍으로 혼자 거동하기가 힘들어서 언제나 사모님과 함께 나오시는 목사님이 기름기 많은 고기만 소복이 갖다놓고 입이 미어지도록 집어넣는 모습을 보는 것이다. 그러고 나면 2~3주 동안 몸도 둔해지고 혀도 더 굳는다는 말씀을 하시면서 젓가락은 계속해서 고기로만 간다.

한번은 그 목사님 교회서 모임이 있었다. 중풍으로 고생하시는 목사님 댁이라 당연히 식사는 산채나물이나 비빔밥 또는 냉면을 예상했는데 삼계탕이 나왔다. 고기 부패보다 더 괴로운 식사였다. 고기 부패는 나름대로 골라 먹을 수 있지만, 삼계탕은 고기 중에서도 닭고기 이외에는 피해 나갈 방법이 없다.

고기 부패 중에서도 소고기 부패는 더 기막힌 부패다. 소고기 외에는 선택의 여지가 없다. 소고기가 나쁘다는 것이 아니다. 소고기야말로 고기 중에서 아주 귀하고 맛있다. 옛사람들은 한평생 소원이 소고기 한

번 실컷 먹어보는 것이었다. 소고기는 명절 때 부잣집 제사상에서나 구경한 고기였고, 제사 다 지내고 잘게 썰어 어른들 상에나 올려 맛보았던 '소고귀(所高貴)'였다. 그러나 옛날처럼 싱싱한 풀을 먹고 자란 소와 요즈음 사육된 소는 성분이 판이하게 다르다. 그나마 수입된 배합사료를 먹여 국내에서 기른 고기는 그래도 낫지만, 소고기를 직접 수입해 온 경우는 생고기가 현지에서 그대로 올 수가 없어 방부제를 버무려 들여온다. 우리나라에 와서도 방부제를 쓴다. 1~2년간 냉동시켜두려면 약품을 안 쓰고서는 보존할 수가 없기 때문이다.

이러한 '부패식(腐敗食)' 입장료가 한 명당 5,000원이다. 포장마차서 국수 한 그릇을 먹으면 몇 천 원을 내고 수돗물 끓인 보리차를 먹을 수 있는데, 소고기 부패집 가면 생수도 먹고 수정과, 식혜, 과일, 커피까지 먹을 수 있다. 비지떡보다 훨씬 싸다. 이렇게 먹고 나면 소화에 필요한 채소나 발효식품의 영양분이 부족해서 소장, 대장이 늘어지고 녹고 썩는 것이다. 그 귀한 소고기가 모두 다 부패되었다.

온 나라 안이 다 부패식이다. 선거철이 닥치면 더 부패한다. 이제는 옛날 왕권 시대도 아니고, 일제강점기도 아니고, 군주시대도 아닌 민주주의시대이자 지방자치제라서 선거가 자주 돌아온다. 원래 정치인이란 세 가지만 잘하면 된다. 회식하고, 악수하고, 거짓말만 잘하면 정치인이 된다. 무엇보다 첫 번째가 회식이다. 모든 회식이 부패화되어 간다. 몸도 부패되고, 정신도 부패되어가는 세상이다.

김치양념이 바로 감기약 재료

요즘에는 겨울에도 푸른 채소가 흔해서 김장을 몇 포기만 하는 집도 있고, 아예 하지 않는 집도 있다고 한다. 어떤 집에는 익은 김치나 신 김치를 싫어해서 한겨울에도 싱싱한 무, 배추를 사서 그때그때 담가 먹는다고 한다.

그러나 김치라고 다 같은 김치가 아니다. 겉절이와 숙성된 김치는 그 차원이 다르다. 숙성된 김치는 발효식품이지만, 금방 담근 김치는 효모균이 없어서 먹으면 맛은 있을지 몰라도 성분이 다르다. 곰팡이와 효소는 우리 몸에 꼭 필요한 식품이기에 나라마다, 민족마다 나름대로 알맞은 음식을 발효해서 먹어 왔다. 사람뿐 아니라 동물도 발효식품을 먹지 않으면 병이 난다. 동물뿐 아니라 식물도 그렇다. 발효되지 않은 퇴비를 주면 금방 병난다.

김장이란 김치를 저장한다는 뜻인데 좀 어색하지만 '김'자는 김치에서 따고, '장'자는 '감출 장, 저장할 장(藏)'으로 김치를 저장한다는 뜻이다. 잘 익은 우리말이다. 김치는 우리나라 대표적인 음식인데 요즈음 아이들이 제일 싫어하는 음식 중 첫 번째로 꼽는다 하니 한심하다.

어떻게 하든지 아이들에게 먹여야 된다. 억지로 밥을 굶겨서라도 먹여야 한다.

김치를 싫어하는 첫 번째 이유는 매운 맛 때문이다. 아이들은 누구나 자극성 있는 음식을 싫어한다. 맵지 않고 또 지나치게 짜지 않게 마늘, 파, 생강을 적게 넣어 아이들이 즐겨 먹을 수 있도록 두 종류로 담그는 것이 좋겠다.

동치미는 너무 자극이 없어 싫어할 수도 있으니 적당히 간을 맞춰 담그면 좋겠다. 김치 싫어한다고 해서 핫도그, 햄버거, 어묵, 라면, 튀김, 통닭으로 대신할 것이 아니라 아이들 식성에 맞추어 따로 담가서라도 서서히 길들여 갔으면 한다. 그렇지 않으면 우리 국민 2세들의 건강을 유지할 수 없다.

한국사람 가운데 김치 못 담그는 사람 어디 있느냐고 묻는 이들도 있겠으나, 우리 마을에서 일흔 살 넘은 노인들 대부분은 지금도 김장해서 아들, 딸에게 모두 나누어준다. 지금 30~40대 여인들이 김치를 담글 줄 모르니 한심한 노릇이다.

그러나 우리나라 사람들 다수가 대충이나마 만드는 법을 알고 있으니 다른 점만 말하고자 한다. 먼저 배추를 선택할 때 주의할 것이 있다. 제일 좋은 배추는 비료 농약을 안 친 것이다. 가능한 유기농 배추 살 것을 권하고 싶다.

배추는 일주일이 지나면 쓴맛이 난다. 무는 상관이 없다. 소금도 잘 골라야 한다. 나도 짜면 소금인 줄 알고 예전에는 아무 곳이나 값싼 소금을 구해왔다. 나중에 알고 보니 소금이 어떤 곳에서 생산했느냐 하는 것이 중요하다. 염전이 오염되지 않는 곳이어야 한다. 공장이 많은 화공약품 흘러내린 강가의 염전에서 난 소금은 피해야 된다.

언제 만들었는지도 중요하다. 제일 좋은 것은 8월에 만든 소금이다. 8월 소금이라도 2~3년 전에 사두었다가 간수가 충분히 빠진 후에 사용해야 된다. 아무리 급해도 1년은 묵혀야 된다. 수입소금은 쓴맛이 난다. 지금은 수입소금이 값이 싸니 국산과 섞어서 판다고 한다. 똑같은 바다라지만 중동 바닷물은 쓴맛이 난다. 캐나다 밴쿠버 앞바다는 짠맛이 없다고 한다. 사해 바닷물은 너무 써서 눈에 들어가면 며칠간 눈병이 난다. 우리나라에 들어온 소금은 사해 동쪽 요르단에서 주로 온다고 한다.

배추는 일단 약간만 절여야 한다. 배추의 단맛이 소금물에 다 빠져나가면 맛도 없지만 배추가 질겨진다. 약간만 절여 한 번 뒤집어주고 다음 날 씻어서 쌓을 때 물을 쪽 빼지 말고 통에 넣고 소금을 약간만 뿌린다. 덜 절였기 때문에 다시 살아나는 것을 막고 통에 고인 물은 양념할 때 사용한다. 양념한 배추를 통에 넣을 때 주먹만 한 무를 한 켜 넣고 소금 뿌리기를 반복한다.

김치는 여러 종류를 담가야 한다. 김치 하면 배추김치만 찾는다. 물론 배추김치야말로 가장 많이 찾는 김치다. 그러나 배추김치 좋다고 많이 먹으면 가래가 낀다. 늙는다고 가래가 끼는 것이 아니다. 무김치를 먹어야 한다. 늙으면 이가 약하니 자연히 무를 싫어하고 배추를 즐겨 먹게 된다. 그래서 노인들에게 담이 많이 생기는 이유가 된다. 노인일수록 무 요리를 해드려야 한다. 얇게 칼질을 해서 드리면 된다.

배추는 잎채소이기에 봄, 가을에 먹어야 한다. 그러나 잎채소라도 잘 숙성해놓으면 겨울이나 여름에 먹어도 좋다. 하지만 좋다고 배추김치만 많이 먹으면 병난다. 더욱이 김장을 하지 않고 겨울에 싱싱한 포기배추 구해다 겉절이 해 먹으면 몸이 차가워지면서 감기를 끼고 살게 된다. 그리고 여름에 포기배추 찾지 말라. 여름에 포기배추는 농민들이 만들어낼 수가 없다. 있어도 비싸다. 농약을 뿌리지 않고서는 8월에 포기배추를 만들기 어렵다. 농약을 쏟아 부어야 키울 수 있는 채소가 8월의 포기배추다.

배추김치 담근 물량만큼 무김치도 같이 담가야 한다. 무는 김치로 담그지 않고 저장해서 먹어도 상관없다. 무는 뿌리채소니까 겨울 음식이다.

무는 숙성하고, 발효해 먹으면 아주 좋다. 동치미는 '동(冬)치미'지 '춘(春)치미'나 '추(秋)치미'가 아니다. 그래서 입춘만 지나면 맛이 없다. 총각무는 잎채소와 뿌리채소를 겸하고 있어 김장하고 나서 먹다가 동치미를 먹기 시작할 때쯤이면 맛이 떨어진다. 그러니까 한겨울 김치는 아니다.

김치양념은 주로 한겨울에 감기약으로 쓰이는 재료다. 고춧가루도 열을 내는 열매채소이고, 마늘 또한 감기 예방으로도 좋고 감기가 들었어도 적당히 먹어주면 치료가 된다. 생강도 감기, 기침에 특효약이고 파야말로 콧물감기, 해열제로 좋은 약재다.

주머니가 넉넉하면 잣과 참깨를 넣어도 좋으련만 나 같은 서민은 생각만 해본다. 젓갈은 발효식품이라 꼭 들어가야 되겠지만, 봄철에 먹으려고 담근 김치에는 넣지 말아야 한다. 이미 발효된 식품을 싱싱한 식품에 넣으면 부드럽고 맛도 좋으나 오래되면 물러진다. 갓이나 총각무나 씀바귀 김치처럼 딱딱한 채소에는 젓갈을 많이 넣어주면 좋다. 속이 덜 차서 빳빳한 배추나 무채나물처럼 금방 먹을 김치에도 젓갈을 많이 넣으면 좋다.

오미(五味)는 매운맛, 쓴맛, 짠맛, 신맛, 단맛을 뜻하는데, 우리나라 사람들은 쓴 음식을 너무 안 먹는다. 씀바귀, 고들빼기김치도 빼놓아서는 안 된다. 지역마다 독특한 맛이 있는 돌산 갓이니, 강화 순무도 무시할 수 없다. 그 맛은 그 지역에서만 난다. 풋고추 절인 것, 깻잎 절인 것도 김장의 일부분이다.

양념이 본맛을 어기면 안 된다. 김치를 담글 때 고춧가루만 생각하고 빨갛게 버무리는데, 어느 양념이든 많이 들어갈수록 채소 자체가 물러진다. 고춧가루는 원래 우리나라 양념이 아니다. 고추는 다년생 나무인데, 우리나라에 와서 1년 된 열매채소로 둔갑한, 빨갛고 파란 요물이다.

그 증거로 제사음식에는 고춧가루가 안 들어간다. 제사는 조선시대에 있었던 음식만으로 지낸다. 제사음식으로 바나나, 파인애플, 피자, 햄버거를 쓰지 않는 것처럼 고춧가루도 쓰지 않았다. 고춧가루는 열나는 음식으로, 붉은 색깔을 내는 데는 좋으나 김장 때 너무 많이 넣으면 무, 배추가 물러지며 싱싱한 맛을 잃는다. 파나 마늘을 많이 넣어도 김치가 빨리 물러지고, 생강을 많이 넣으면 김치에 쓴맛이 돈다. 단맛 내려고 설탕을 넣거나 화학조미료 넣는 것은 금물이다.

황해도에서는 배추김치를 담글 적에 동태를 토막 쳐서 넣고, 전라도 일부지방에서는 돼지고기를 넣기도 한다. 강원도, 경기도에서는 배추김치 사이에 무를 잘라 넣어서 담근다.

군침 흘리지 말고 친정, 시댁 찾지 말고 적건 많건, 도시건 농촌이건, 식구가 많건 적건 핑계대지 말고 김장은 밥솥이 있는 한 꼭 담가야 한다. 용기는 항아리여야 하고, 저장은 땅속에 묻어야 제일이다. 김장 김치는 약간 온기가 남아 있는 계절에 담가야 한다. 일주일 정도 따뜻하다가 갑자기 추워지는 때 김치가 제일 맛있다. 너무 추울 때 하면 발효되지 않아 맛이 안 난다.

김장은 모여서 같이 수다 떨면서 하면 좋다. 이웃간에 화목도 도모하고 수다 떨면서 튀기는 침이 들어가야 하기 때문이다. 수다 떨면서 튀기는 침 또한 빼놓을 수 없는 양념 중 하나다. 노인네들이 같이 하기 때문에 어른들 흥은 볼 수 없다. 흥볼 때 튀기는 침은 양념이 되지 못한다.

겨울에 여름채소 먹으면 감기 걸린다

사람들은 '철모르는 인간들', '철딱서니 없는 것들', '철모르는 아이들', '언제 철들 꺼냐' 하는 말을 자주 쓴다. 어린 아이들이 크면서 제 나이에 맞게 처신하지 못하거나 적절하게 말하지 못할 때 철모르는 아이들이니 이해하라고 하면 너그럽게 용서해준다. 실수를 하고 사과할 적에도 철모르고 그랬다고 하며, 옆 사람이 화해시킬 적에도 아직 철이 덜 들어서 그랬노라고 하면 철든 어른들은 그대로 받아들이고, 본인도 서운하게 생각하지 않는다.

이것은 어디까지나 아이들에게만 허용된다. 아이들이라도 그 나이에 들어야 하는 철이 있다. 한두 살 적에는 똥오줌을 아무 데나 싸고 다녀도 철이 없으니 모두 봐준다. 그렇지만 서너 살이 되어서도 대소변을 가리지 못하면 용납이 안 된다.

1970년대 대학생들이 시위를 하고 체제에 도전하면 어른들은 철모르는 학생들이어서 그렇다고 억지로 이해해주는 척했다. 대개 스무 살이 넘으면 누구나 성년식을 치르고 주민등록증이 나온다. 투표권도 있다. 정의를 주장하고 부조리를 지적받으면 마땅히 답변할 수도 없고 시위를 진압할 명목이 없으니 철없이 날뛰는 학생들이라 몰라서 그렇다며 훈방 조치한다. 그러나 엄격히 따지고 들면 철이 없는 것은 학생들이 아니고 어른들, 정치 잘못하는 정치인들이었다.

4·19 때 자유당 정권을 무너뜨린 것은 고등학생들이었다. 고등학생들이 부정부패가 만연한 자유당 정권을 무너뜨린 것은 철이 없어서가 아니다. 철이 너무 빨리 들었던 것이다. 유관순 열사가 일제하에 독립운동을 한 것은 철없이 날뛰는 소녀가 아니라 철이 일찍 든 애국지사였기 때문이다.

우리 집에는 바보들이 많이 산다. '바보'라고 하면 욕한다고 하겠지만 바보는 바보다. 바보를 보고 정박아, 저능아라 하면 조금 나은 말 같으나 한문으로 쓰인 글이어서 얼른 알아듣지 못하거니와 나이가 서른 살이 넘어 정박아, 저능아라 할 수 없다고 해서 정박어른, 저능어른이라 부르기도 그렇다. 뭐 외국말로 다운증후군 어쩌고 하는 말은 멀쩡한 우리말 두고 외국말 써야 되니 하기도 싫다. 문둥병 환자들도 그렇다. 피부병이 오래되고 짓무르면 문둥병이다. 문둥병 환자더러 '문둥이'라고 하면 욕한다고 뺨 맞는다. 그래서 뺨 안 맞으려고 '나병 환자'라고 부른다. 그러나 나병도 듣기 싫다고 미국 문화가 들어오면서 한센병이라 부른다.

똑같은 말이라도 미국말로 하면 괜찮고, 한문을 따서 하면 중간쯤 가고, 우리말로 하면 욕한다고 발길질당하고 뺨 맞고 욕먹는다. 바보들을 바보라고 해야지 "바보님들, 바보 씨들" 할 수도 없는 노릇이다. 듣기 좋게 정신지체라고 하면 지체 높은 분들은 쉽게 알아듣지만, 정작 바보들은 알아듣지 못한다. "바보" 소리만 빨리 알아듣는다. "또라이"라고 해도 알아듣지 못한다.

이 바보들은 날마다 일을 저지른다. 오늘은 고추를 뽑아 나르는데 시금치 밭으로 손수레를 끌고 다닌 것을 늦게야 발견했다. 며칠 전에는 풀을 베어 놓고 사슴 갖다 주라고 했더니 잘 열린 박 넝쿨을 냉큼 뽑아다 주었다.

우리 집 자칭 '왕바보'라고 하는 서른두 살 된 청년은 사슴 먹일 풀을 하러 다니면서 낫을 가지고 가서 잊어버린다. 매일같이 잊어버리고 오는데 찾지 못하여 집 안에 낫이 없다. 사슴풀보다 낫 값이 더 든다. 여름에 겨울 잠바를 입고 나오는가 하면 한여름에 털신을 꺼내 신고 나온다. 이 모든 것이 다 철모르고 하는 행동으로 바보들이나 하는 짓이다.

겨울은 추워야 된다. 겨울을 여름처럼 지내는 것도 건강에 좋지 않다. 겨울에 집 안 공기를 여름처럼 해놓고 소매 짧은 옷을 입고 수박, 참외 사다 먹고 아이스크림 먹으면 안 된다. 철없는 바보들이 하는 짓들이다.

채식한다고 겨울에 여름처럼 푸른 채소 많이 먹는 것도 좋지 않다. 겨울에 여름채소 많이 먹으면 몸이 차가워져서 감기 걸린다. 물론 채소 값도 비싸다. 밭에 비닐집 지어 놓고 중동서 기름 사다 난방하고 채소 농사지으니 당연히 값이 비쌀 수밖에 없다. 농사꾼들도 영농자금 많이 들고 고생도 심하다. 농작물도 제철이 아닌 때 크려니 병충해도 많다. 소비자들이 찾지 않으면 농사지을 필요가 없다.

다 철모르는 이들이 겨울에 푸른 채소 찾고, 철없는 상인들이 팔고,

바보 중에 왕바보들이 겨울에 외국에서 기름 실어다 채소농사 짓는다.

무엇보다 열매채소는 안 된다. 수박, 참외, 토마토, 오이, 애호박을 겨울에 찾으면 안 된다. 이것들은 무더운 여름에 몸을 차게 하기 위한 농작물이다. 역시 바보, 또라이들같이 철모르는 이들이 겨울에 여름과일 찾는다.

겨울에는 말린 채소, 말린 산나물, 무엇보다 그늘에서 잘 말린 무청을 많이 먹어야 잡병을 물리치고 건강히 지낼 수 있다.

또한 겨울에는 뿌리채소를 많이 먹어야 된다. 무, 당근, 양파, 도라지, 연근 그리고 잎채소도 말리거나 잘 발효해서 먹어야 된다.

이렇게 먹고 살아야 철든 사람, 철난 사람이 되고 철인이 된다.

겨울에 물 데워서 실내 수영장에서 수영하지 말고 눈 타고, 얼음 타고, 운동하고 놀자.

대머리들은 팥을 싫어해

어느 나라든 절기에 따라 맞는 명절을 정해놓았다. 그 명절마다 음식이 다르고 행사가 다르다. 동지는 팥죽을 쑤어 먹는 날이다. 특별한 행사는 없고 팥죽을 쑤어 이웃과 나누어 먹었다.

동지(冬至)의 의미는 좀 다르다. 일년 중 밤의 길이가 제일 긴 날로 '해의 부활'을 나타내기도 한다. 성경 어느 곳에도 예수가 12월 25일에 탄생했다는 기록이나 유전이 없고, 외경에도 없다. 로마 축일인 '해의 부활기념일'이 자연스럽게 성탄절로 정해졌고 부활절 역시 동지에서 이어진 것이다.

우리나라에서는 12진법에 따라 동지섣달을 자월(子月)로 친다. 동짓달부터 새해의 시작인 것이다.

어릴 적부터 동지 지나면 한 살 더 먹는다는 것이 궁금했다. 또 동지가 지나면 모든 사주풀이를 다음 해 것으로 풀이한다.

지금에 와서 우주 천체의 궤도가 동지에서 시작됨을 알았다. 말하자면 지구가 기울어 돌기 시작한 날이라 이때부터 햇수를 다시 정한다. 일조량에 따라 본격적으로 기후는 추워지기 시작하고 식물들은 지구가 그늘질 것을 알아 미리 낙엽이 지고, 수분은 모두 뿌리로 내려간다. 동물들도 모두 겨울 날 준비를 한다. 더러는 동면에 들어가고 껍질을 갈아입기도 한다. 그렇지 않은 동물들은 잔털이 나면서 겨울나기를 준비한다.

사람들도 추수 끝나고 김장까지 마친다. 동지가 지나면 할 일이 줄면서 노름꾼들은 긴긴밤 세우기를 즐긴다. 독수공방을 참지 못한 과부들이 밤 봇짐 싸고 가출하는 일들도 많이 벌어진다.

동양에서는 팥죽을 쑤어 잡귀를 몰아낸다고 솔잎을 적셔 벽에 뿌리며 주문을 외웠다. 유대인들은 유월절을 맞아 양 피를 문설주에 발랐다. 우리 조상들은 팥죽을 쑤어 그 붉은 죽을 문과 벽에도 뿌렸다. 교회다니는 사람들은 유대인들이 양 피 바른 것은 하나님 뜻이고, 우리 조상들이 하는 짓은 모두가 미신이라 한다. 물론 지금 양 잡아 피 바르고 팥죽 쑤어 문에 뿌리자는 말은 아니다.

동짓날 팥죽 쑤어 나누어 먹자는 것이다. 우리 어른들은 팥과 찹쌀이 귀할 때도 어떻게든 팥죽을 쑤어 먹었다. 나는 워낙 가난한 집에서 자라서 그 사정을 잘 안다.

어느 해인가 어머님께서 찹쌀을 구하시지 못하고, 쌀도 없는 터라 밀가루로 새알심을 만들어 팥죽을 쑤어 주셨던 기억이 난다. 찹쌀 대신 밀가루로 만드니 새알심이 딱딱했다. 반죽을 좀 눅게 했으면 좋았겠다는 생각도 든다. 너무 가난해 팥죽은 못 쑤어도 변변찮은 음식이라도 이웃집과 나누어 먹었다. 이날은 걸인들도 함께 얻어먹을 수 있는 명절이었다.

어릴 때 성탄 행사는 팥죽 기억만 난다. 성탄에 칠면조 요리, 케이크에 샴페인 터뜨린 것이 아니고 동짓날 팥죽 많이 쑤어 이틀 후인 성탄 전야에 먹고 새벽에 노래를 부르며 교인들의 집을 돌았다. 어떤 집은 아예 찹쌀가루, 삶은 팥을 남겨 두었다가 이날 다시 새로 쑤어 먹기도 했다.

경기도 장흥에 살 적에 보니 이웃 김씨 집안은 팥죽을 쑤지 않았다. 왜 그러냐고 물었더니 조상 중에 동짓날 팥죽을 잡수시다 돌아가셔서 그 후로 동짓날에 팥죽을 쑤지 않기로 했다는 것이다. 나는 그 마을에 살면서 동짓날 팥죽을 더 많이 쑤어야 했다.

그런데 이상하게도 그 마을 김씨들이 모두가 대머리였다. 그곳에 살 때가 1970년대였고, 나는 20대였다. 그때부터 사람 많이 모인 곳에 강의하러 갈 때 통계를 내봤다.

'팥과 대머리', '대머리와 팥'. 지금까지 종합해보면 대머리 진 사람들과 팥을 싫어하는 사람들이 거의 맞아 떨어진다. 잘 먹는 사장들이나 부자들은 대머리가 진다. 짐승도 잘 먹이면 털이 빠진다. 그 원인을 이제 겨우 알았다.

우리나라 사람들은 콩과 팥을 구별하지 못한다. 콩〔豆〕과 콩〔太〕을 같은 것으로 본다. 중국사람들은 구별한다. 이번 기회에 확실히 구별하자. 콩은 콩〔太〕이고, 팥은 팥〔豆〕이다. 청태, 백태, 흑태, 적두, 흑두, 백두, 녹두라고 구분해야 한다. '두부'는 잘못 지은 말이다. **콩은 보(保) 하는 음식이고, 팥은 사(捨)하는 음식이다.**

평소에 지방질을 많이 먹으면서 지방질을 사해주는 성분인 팥을 먹어야 한다. 팥을 안 먹으면 털이 빠진다. 또 몸이 약간 마른 사람들은 팥을 먹으면 생목이 오른다. 몸에 꼭 필요한 성분은 아니기 때문이다.

그러나 이런 이들도 1년에 한 번쯤은 팥죽을 먹어야 한다. 그래야 예방할 수 있다.

먹기 싫은 음식이 병을 고친다

김제에서 한약을 취급하는 사람으로부터 전화가 왔다. 어떤 목사님이 보약을 지어달라고 하는데 어떻게 처방하면 좋겠느냐는 것이다. 어떤 약을 써야 할지는 나도 알 수 없지만, 정히 원한다면 녹두나 메밀을 섞어 호박을 달여주라고 권했다. 그는 한약사에게나 양약사에게나 목회자들이 가장 까다로운 손님이라며 보약효과도 거의 볼 수 없는 사람들이라고 푸념했다.

사실 보약은 몸이 허약하거나 허기진 사람들에게 효과가 있다. 그러나 목회자들은 잘 먹는 데 비해 활동을 안 하기 때문에 보약의 효과가 적을 수밖에 없다. 일부 목회자들은 그나마 금식기도를 통해 체내에 쌓인 것을 배설해서 다행이지만, 대부분은 좋은 것을 먹을 기회를 쉽게 거부하지 못한다.

옛날에는 사람이 병이 들면 먹고 싶은 음식을 먹여서 병을 고쳤지만, 요즈음에 아픈 사람에게 먹고 싶어하는 것을 먹이면 오히려 병이 악화된다. 과거에는 잘 먹지 못해서 생기는 병이 많았지만, 요즈음은 너무 많이 먹어서 병이 생긴다.

온갖 좋은 것, 맛있는 것을 포식하다가 병이 든 사람이 먹고 싶다고 더 먹으면 악화될 수밖에 없다. 차라리 굶은 후에 보약을 먹으면 효과를 볼 수 있을 것이다.

목회자들은 근심 걱정이 별로 없다. 물론 성도들을 위하여 기도하고 상담하고 설교하는 일이 작은 일은 아니지만, 천국을 사모하며 내세에 천국에 갈 것을 확신하고 있으며, 해결하지 못한 문제는 모두 예수님께 떠맡기고 평안하게 사는 신앙을 가지고 있으니 근심이나 걱정이 상대적으로 적다는 뜻이다.

근심 걱정이 없는 것은 좋은 일이나, 그렇다고 목회자가 살이 쪄서는 안 된다. 불교의 오백 나한이나 미륵보살, 문수보살, 보현보살, 관세음보살과 같은 보살들은 이름 그대로 살이 쪄야 하지만, 양 떼를 데리고 들로 산으로 돌아다니는 목자가 살이 찌면 더 이상 양을 돌볼 수 없게 된다.

몇 년 전 여수 애양원에 있는 성산교회에서 있었던 일이다. 예배에 참석한 나환자 가운데 눈도, 코도 없고 손가락마저 문드러진 중환자가 있었다. 나는 그 교회에서 나병이 유전이나 전염이 되지 않으려면 어떻게 해야 하는지, 또 건강을 회복하려면 어떻게 할 것인지 설교했다.

그분은 내 설교를 듣자마자 부인을 앞세워 나를 찾아왔다. 그러고는 닳아 문드러진 손가락 사이에 만 원짜리 지폐를 한 장 끼워들고 은혜받았으니 받으라며 한 손으로는 돈을 쥐어주고 다른 손으로는 내 등을 쓸어 만지며 "됐어, 됐어, 목사가 살찌면 설교 못 해!" 하는 것이었다.

순간 전신에 피가 거꾸로 도는 것 같았다. 내 등을 만졌기에 망정이지 만약 내 배를 만졌다면 큰일 날 뻔했다. 그분은 내가 미륵보살처럼 미륵미륵 살이 쪘는지 아니면 날렵하게 생겼는지 시험한 것이다. 나는 앞이 보이지 않는 시험관을 속여서 간신히 관문을 통과했다.

관절염으로 오랫동안 고생하는 사람들에게 단식을 권하면 금식하는 동안에는 아프지 않다고 한다. 보통 금식하고 기도했기 때문이라고 생각하기 쉬운데 기도하지 않고 금식만 해도 역시 아프지 않다고 한다.

금식할 동안 독이 있는 음식을 먹지 않고, 기름지고 영양 높은 음식을 먹지 않기 때문에 아프지 않은 것이다. 한꺼번에 많이 먹고, 한꺼번에 금식할 것이 아니라 평소에도 적게 먹어야 한다.

금식도 조금씩 자주 하는 것이 훨씬 건강에도 좋고, 은혜로우며 교만하지 않게 되고, 자랑하지도 않으며 무례하게 행동하지 않고, 자기 이익만 구하지 않으며 남의 악한 것을 기억하지 않고, 모든 일에 참으며 잘 견디며 먹는 즐거움과 굶는 즐거움을 같이 느낄 수 있고, 다른 사람에게도 수고를 끼치지 않는 길이다.

음식으로 인한 독이 우리에게 어떠한 영향을 끼치는지 알아보자. 일반적으로 서양사람은 눈자위 색깔이 노랗고, 동양사람은 희다. 요즈음 아기를 낳으면 아기의 눈자위에 노르스름하면서 황달기가 보이는 경우가 많다고 한다. 황달을 치료하기 위해 모유를 끊고 우유를 먹이기도 하고, 어떤 산부인과에서는 아예 모유를 먹이지 못하게 한다.

황달이 없어지지 않아 태어난 지 1주일도 되지 않은 아기의 등을 구부려 주사기로 물을 뽑는 모습도 보았다. 어느 아기는 생후 100일도 되지 않았는데 간을 수술해서 배가 부어올라 죽을 날만 기다리고 있었다. 태어날 때부터 간에 이상이 있었던 것이다.

황달이란 체내에 독이 들어오면 해독하려고 간이 무리한 활동을 하게 되어 나타나는 증상으로 외관상 눈자위 색이 노랗게 된다. 태어나자마자 눈이 노랗게 되는 것은 산모가 임신 중에 독이 있는 음식을 먹었기 때문이다. 모유를 먹어도 황달이 낫지 않고 계속되는 것은 산모의 식생활과 관련이 있다. 모유가 우유보다 좋은 것은 널리 알려진 사실이지만, 산모가 잘못된 음식을 섭취하면 아기에게는 모유가 우유보다 못한 음식이 된다.

산모가 음식을 맵게 먹으면 아기는 똥을 쌀 때 항문이 빨갛게 발진되어 운다. 산모가 커피를 마시면 아기는 잠을 자지 못하여 뒤척이며 운다. 산모가 채소를 많이 먹으면 아기의 똥 색깔이 파랗게 된다.

15년 전 교육원에 있을 때의 일이다. 어떤 전도사의 아내로부터 갓난아이가 계속 설사를 한다는 전화가 왔다. 혹시 어머니가 배탈이 나지 않았는지 물었더니 그날 세 번이나 화장실에 갔다고 한다. 신생아에게 약을 먹일 수 없으니 먼저 어머니 병을 고치도록 했다.

해남에 사는 박승규 목사의 아들 이야기다. 아기가 얼굴에 태열이 있어 항상 볼이 빨갛고 밤마다 온몸이 빨갛게 발진했다. 아기의 어머니에게 임신 중에 인삼을 먹었는지를 물었더니 삼계탕을 자주 먹었다고 한다. 인삼이 들어간 식품은 절대 먹지 말라고 하고 닭도 먹지 말라 이르고 녹두죽을 먹도록 했더니 젖을 떼기 전에 아기의 병이 나았다. 노인들 말씀처럼 이런 아기들은 젖을 뗄 무렵이면 저절로 낫게 된다.

사람들은 아기가 태어나자마자 귀가 트이는 것으로 잘못 알고 있는데, 대개 태어난 지 20일이 지나야 귀가 트인다. 그 이전에는 천둥이 쳐도 놀라지 않는다.

그러나 요즈음 아기들은 태어난 지 3일 만에 귀가 트이기도 한다. 어느 아기는 태어나자마자 문 닫는 소리에 놀란다고 한다. 옛날에는 아기가 태어난 지 100일이 지나야 눈을 맞추고 웃었는데, 요즈음 신생아들은 20일만 지나면 엄마와 눈을 맞추고 웃는다. 옛날에는 미운 일곱 살이라 하여 일곱 살만 되면 미운 짓을 했는데, 요즈음에는 세 살만 되어도 미운 짓을 한다. 옛날에는 여덟 살이 되어야 초등학교 가서 한글을 깨쳤는데, 요즈음 아이들은 유치원에 입학하기도 전에 글을 알고 숫자도 쓸 줄 안다. 첫 돌을 맞은 아이도 아장아장 걷는 것이 아니라 당당한 체구로 뛰어다닌다.

사람들은 이런 아이들의 모습을 무척 대견하게 생각한다. 그러나 아이가 특출한 것이 아니라 어머니가 임신 중에 성장 호르몬이 들어 있는 음식을 먹었기 때문에 성장이 빠른 것이다.

우리는 좁은 나라에 살면서 왜 그렇게 큰 것을 좋아하는지 모르겠다. 나라 이름도 대한민국(大韓民國)이고, 조그마한 다리 하나 세우고도 대교(大橋)라고 부른다. 길을 조금 넓혀놓고도 대로(大路)라고 한다. 과일이나 채소도 큰 것만 찾기 때문에 성장 촉진제와 성장 호르몬제를 써서 크게 만든다. 이런 과일을 임신 중에 먹으면 아이가 빠르게 성장한다.

가축도 마찬가지다. 옛날에는 정월에 병아리가 부화하면 햅쌀이 나올 때쯤 되어 약병아리 정도로 컸다. 그러나 요즈음은 30일 만에 약병아리만큼 켜져야 양계하는 사람들이 손해를 보지 않는다. 어디 병아리뿐이랴. 소, 돼지, 개, 물고기 모두 마찬가지다. 빨리 키운 고기를 먹으면 빨리 크고, 빨리 늙는다(물론 성장촉진제를 썼어도 나중에 독을 줄여 출하하는 다소 양심적인 농가도 있다).

크기뿐만 아니라 가축을 살찌게 하는 것도 그렇다. 가축을 살찌게 하려면 우선 기름진 것을 먹이고 잠을 재우되 많이 움직이지 못하게 해야 한다. 따라서 잠자는 약을 먹인다. 보건복지부에서 이러한 약품을 첨가한 배합사료를 허가해주는 데는 한 가지 조건을 단다.

출하하기 전 7~10일 동안은 '출하 전 마지막 사료'를 먹인다는 조건이다. 그러나 이 사료를 먹이면 수지가 맞지 않기 때문에 많은 농가에서는 그대로 출하한다. 그런 고기를 먹는 사람은 쉽게 피곤을 느끼며 자주 졸게 된다. 고기를 먹으면 힘이 나고 활력을 느껴야 하는데, 오히려 피곤해지고 살만 찌게 되는 것은 이와 같은 잘못된 고기를 먹기 때문이다.

반면에 무엇을 먹어도 건강한 사람이 있다. 땀을 많이 흘리는 사람들이다. 이들은 그저 뜨거운 방이나 사우나가 아닌 일하는 곳에서 몸을 움직여서 땀을 흘린다. 하나님이 사람을 만드시고 제일 먼저 명령하신 것은 선악과를 먹지 말라는 것이었다. 그 명령을 어겨서 속죄의 조건으로 얼굴에 땀을 흘리고 땅을 일구는 노동을 해야 했다.

목회자들도 할 수만 있으면 텃밭을 가꾸고 채소라도 스스로 재배해야 한다. 그러나 얼굴에 땀을 흘리라고 하셨지 전신에 땀을 흘리라고 하지는 않았다. 얼굴에 땀을 흘리면 건강해지지만 전신에 너무 많은 땀을 흘리면 몸살이 나고 만다. 전신에 땀을 흘릴 만큼 일하는 것은 하루에 한두 번 정도가 좋다. 종일 땀을 흘리게 되면 건강한 체질은 견딜 수 있으나 약한 체질은 견디기 어렵다.

2장·몸

휴대전화 쓰는 동안 뇌는 벼락을 맞고 있다

백약이 무효, 백약이 유효

유행병 옮는 사람은 따로 있다

자시(子時) 되면 자야 한다

꼭 흘려야 할 피, 흘려선 안 될 피

잠들기 전에 반드시 삐뚤어진 뼈마디 맞춰라

휴대전화 쓰는 동안 뇌는 벼락 맞는 중

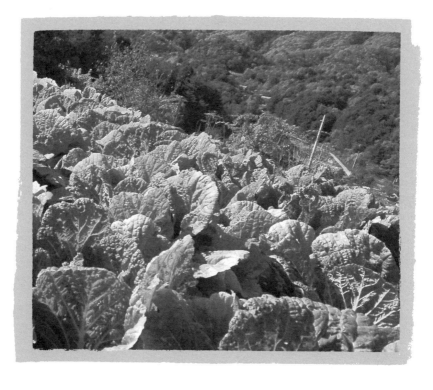

백약이 무효, 백약이 유효

평소에 병이 나면 약을 찾게 되지만, 사람 수명이 다하고 임종을 맞을 때가 되면 아무 약도 소용이 없다. 통증이 오면 진통제를 맞으면 되지만 마지막에는 진통제도 듣지 않는다. 먹는 약으로 듣지 않을 때는 혈관주사나 근육주사를 놓는다. 그러나 이러한 처방도 마지막에는 마찬가지다. 근육주사도, 혈관주사도 몸에 약이 들어가지를 않는다. 이를 놓고 '백약이 무효'라 한다. 백(百)은 '일백 백'자니까 백 가지 약이 다 소용없다는 뜻이다.

백(百)은 '온 백'자로도 읽는다. 완전한 숫자라는 뜻이다. 천병만약(千病萬藥)이란 말이 있다. 병이 천 가지면 약은 만 가지라는 뜻이다. '천병만약'에서 '만약'이 '온 약'인데, '온'이라는 뜻은 만보다 더 많다는, 완전하다는 말이다. 약(藥)이라는 말은 '백골〔白〕을 실로 묶어놓고〔絲〕, 나무로 받쳐놓고〔木〕, 풀로 덮어놓는다〔艹〕'는 뜻이다. 즉 무덤을 뜻한다.

늑막염을 앓은 적이 있는데 과로에서 온다고 한다. 과로란 별것 아니다. 아주 건강한 사람들이 일을 무서워하지 않다가 생기는 병이다.

물론 나도 떠들고 다녔다. 병 중에서 '일 보고 안 할 수 없다는 병'이 제일 큰 병이라고, 아무튼 그 큰 병에 내가 걸린 것이다. 늑막에 물이 차 있는데 의사는 무조건 결핵약을 먹으란다. 모든 늑막염을 결핵성 늑막염으로 보는 것이다. 6개월을 기본으로 먹어야 한다.

나는 1960년대에 폐결핵 환자들과 살면서 결핵약 먹은 사람은 많이 죽고, 안 먹은 사람은 잘 살았던 것을 수없이 봐왔던지라 먹지 말까 고민했다. 그러나 나 혼자 사는 것이 아니고 여러 식구와 함께 살고 있어 먹는 쪽으로 결정을 내렸다.

의사뿐 아니라 약사들도 염려한 일이지만, 결핵약은 독해서 복용하면 이상한 증세가 나타난다. 독한 약을 해독하려다 보니 간이 나빠져 피곤할 것이고, 간이 나빠지니 자연히 눈이 나빠져 시력을 잃게 되고, 혈액에 독이 차게 된다. 그래서 혈액검사를 하고 간의 독성 수치를 여러 번 검사한다.

약을 먹기 시작하자 피곤하고 물체가 흐릿하면서 둘로 보였다. 무엇보다 오줌색깔이 연분홍으로 바뀌었다. 오줌을 누면 변기 전체가 진한 색깔로 변하여 다음 오는 사람들에게 미안해서 물을 내리고 씻었다. 땀에 불그스름한 색깔이 배어나와 속옷에 물이 들었다.

약을 먹으면 너무 피곤했다. 의사에게 호소했지만, 그는 전혀 들은 척도 하지 않았다. 개인병원에서 처방해준 약은 그렇게 독하지 않았고, 피로도 덜했다. 그러나 큰 의료원으로 옮긴 후부터 다른 약을 받았는데, 그 약을 먹으면 온몸이 녹아내리는 것처럼 쑤시고 피곤했다. 중앙에서 일방적으로 보급한 약이라서 어쩔 수 없다는 것이다. 마침 병원장이 치료에 관심도 많고, 치료비도 본인 봉급카드에서 지불해주는 절친한 사이여서 애기할 시간이 많았다.

나는 병원장에게 계속 시정을 요구했다. '백약(百藥)이 무효가 아니고 백약(白藥)이 유효'라고 했다. 왜 약마다 진한 색깔을 넣고 염색을 하는지 불만이 일기 시작했다. 약을 구별하기 위해서라면 좀 연한 색을 넣어도 되는데, 얼마나 진하게 물들였는지 오줌색깔뿐 아니라 치아 색까지 변해서 아무리 칫솔로 닦아도 지워지지 않았다. 약을 구별하기 위해서라면 모양이나 크기를 달리 하면 된다. 그것도 구별하기 힘들면 약사가 조금씩 맛을 보면 알 수 있다.

실제 약이란 몇 가지 안 된다. 진통, 해열, 지사, 소화, 해독 기능에 발효식품 정도 첨가하는 것을 이리저리 섞어 배합하고 양을 줄이고 늘리는 정도다.

특별한 극약처방 아니고는 그저 그렇다. 성분이 같은 다른 약으로 바꾸고 나니 치아 색도 돌아오고 눈의 흰자위도 제 색을 띠고 속옷도 물들지 않았다. 유색약은 무효고, 백색약이 유효하게 되었다.

나보다 4년 먼저 약을 먹은 약 선배인 장로가 있다. 그는 나보다 나이가 훨씬 적으면서 장로(長老)란다. 장로는 길게 늙은 것을 뜻하는데 젊어서 결핵약을 먹게 되니 장로가 아니라 단노(短老)였다. 구약성서에 보면 병든 자는 장로를 찾아가 진단받고 처방을 받으라고 했다.

그러나 그는 장로이면서 나에게 의논을 한다. 결핵약을 계속해서 먹으니 색깔은 둘째 치고 입맛이 없고, 입이 쓰고, 목구멍도 쓰고, 쓴 물이 넘어와 음식을 먹을 수가 없고, 구토가 난다는 것이다. 약을 안 먹으면 병이 악화되고, 약을 먹으면 음식을 먹을 수가 없게 되었다. 약을 안 먹어도 죽고, 약을 먹어도 죽게 된 것이다.

그의 전화를 받고 문득 한 가지 처방이 떠올랐다(처방은 처방이되 돌팔이 처방이다). 빨리 녹두죽을 먹으라고 했다. **녹두는 해독성분이 있어 백약(百藥) 성분을 백약(白藥)으로 만든다.** 백지화하는 것이다. 그는 녹두죽을 먹고 다시 입맛을 되찾아 음식을 먹을 수 있었다. 그렇게 4년이 지난 지금은 회복되어 다시 장로(長老)가 되었다.

나도 일주일 간격으로 녹두를 먹었더니 흐린 시력도 회복되고, 피로도 덜했다. 매번 혈액 검사를 해도 정상이었고, 간도 이상이 없었다. 6개월 후 의사가 간에 이상이 없다며 고개를 갸우뚱한다. 아무리 간뗑이가 커도 간뗑이 부을 짓은 안 한다고 농을 하면서 녹두 이야기를 다른 환자들에게도 해주시라고 부탁드렸다.

그러나 나도 20~30년 지나면 역시 백약(百藥)이 무효일 것이다.

유행병 옮는 사람은 따로 있다

옛날 사람들은 무슨 병이 나면 자기 잘못으로 생각하지 않고 모두 남의 탓으로 돌리고 원망했다. 다른 병도 그렇지만 전염병이야말로 진정 내 탓으로 돌려야 한다. 전염병이 외부에서 오는 것은 사실이다. 그러나 같은 전염병이라도 옮는 사람이 있고, 안 옮는 사람이 있다.

몇 년 전 전국적으로 눈병이 돌 때도 모두 옮았던 것은 아니었다. 수건을 같이 쓰거나 전염병 환자와 손을 잡고 나서 눈을 만졌을 때 옮는다고 한다. 독감도 그렇다. 초겨울에 학교마다, 직장마다 독감 환자가 끓었을 때도 우리 집은 초등학생 아이가 독감을 옮아와 하루 앓고 나서 그 다음 날 학교에 갔을 뿐, 30여 명이나 되는 나머지 식구들은 모두 이상이 없었다. 독감 귀신이 무서워서 들어왔다 도망간 것이 아니고, 독감이 들어올 수 없도록 체력을 유지해왔던 것이다.

다석 유영모 선생님 말씀이 생각난다.

"이 사람이 눈병이 안 납니다. 우리 몸에 손 댈 때가 있고 안 댈 때가 있는데 아무 곳이라도 아무 때나 만지면 안 됩니다. 일제 때 이태리 독감이라고 아주 무서운 질병이 유행했는데 나는 멀쩡해서 아들, 며느리 누워 있을 때 약 다려주고 병 수발해줬습니다."

화천 의료원에서 무료로 독감예방 주사를 놔준다고 전화가 왔다. 식구들 위생 상태보다 건강을 잘 돌봐야겠다는 생각에 맞지 않겠다 거절하고 다시 체력관리에 더욱 신경을 썼다. 다석 귀신 때문에 독감 귀신이 침범하지 못하고 물러갔나 싶다. **눈병, 독감 모두 공통점이 있다. 옮는 사람은 언제나 옮고, 옮지 않는 사람은 항상 멀쩡하다. 돌아다니는 병원균 잘못이 아니다. 똑같은 생활을 해도 체력이 강한 사람한테는 옮지 않는 법이다.**

얼마 전에 경기도에 있는 어느 병원에 갔다. 병원 대기실에 독감 환자들이 만장의 성황을 이루고 있었다. 날마다 모여드는데, 그날은 내과 의사 두 명 중 한 명이 아버지의 초상을 치르러 갔기에 더 복잡했다. 병원장더러 내과 과장 아버지도 돌아가시냐고 했더니 의사 부모들도 다 죽는다고 했다. 다시 옛날이야기가 생각나서 병원장에게 전해주었다.

어떤 노인이 중병을 앓고 있을 때 아들더러 의원을 불러오라고 했다. 아들은 의원을 데려오지 않고 혼자 왔다.

"약방에 가니 의원이 건을 쓰고 있어서 그냥 왔습니다. 제 부모 병도 못 고치고 상주 노릇을 하고 있으니 아버님 병을 어떻게 고쳐요."

"그럼 약쑥이라도 뜯어오너라."

"쑥을 뜨러 가니 쑥잎에 빨간 반점이 있어 그냥 돌아왔습니다. 쑥도 홍역을 하느라고 잎에 붉은 반점이 있는데요. 제 병도 못 고치는데 아버님 병을 어떻게 고쳐요."

"그럼 할 수 없다. 산소 자리나 봐두자. 어서 가서 풍수에 밝은 지관을 모셔오너라."

"풍수에 능한 지관을 찾아가니 그 집이 오두막이라서 그냥 왔습니다. 명당 찾아 부모 좋은 자리 모시고 자기 먼저 잘 살아야 되는데 형편 없이 가난해서 그냥 왔습니다."

의사 부모도 죽고, 약초도 병을 앓고, 의사도 몸살 때문에 결근한다지만 그 많은 독감을 치료해주는 의사나 간호사들은 독감이나 눈병에 잘 안 걸린다. 독감 귀신, 눈병 귀신들이 페니실린 귀신, 마이신 귀신만 보면 침범을 못하는 것 같다. 옛날에 그 흔하던 염병 귀신, 홍역 귀신, 마마 귀신을 페니실린 귀신이 다 쫓아냈다.

그런데 요즈음 일곱 배나 더 힘이 센 암 귀신, 관절염 귀신, 신경통 귀신 모두 물리치고, 해마다 극성을 부리는 수마, 풍마 다 물러가고, 변비 귀신도 썩 없어지게는 못하나 보다. 제발 우리 집안 아이들 아토피 귀신만이라도 물러가게 해주소서.

사실 요즈음 귀신들은 페니실린, 마이신 귀신을 무서워하지 않는다. 그들은 유기농산물 무공해 귀신을 제일 싫어한다. 변비 귀신은 발효식품 귀신, 채소 귀신을 싫어하고 알레르기, 아토피 귀신은 생협(생활협동조합) 귀신을 가장 무서워한다.

자시(子時) 되면 자야 한다

밤에 활동하는 동물이 있는가 하면 낮에 활동하는 동물들이 있다. 주로 육식을 하는 동물은 밤에 움직이고, 채식을 하는 동물은 낮에 움직인다. 사람은 동트면 일어나고 해지면 집에 들어가 잠자게 되어 있다. 이것이 우주 창조의 법칙이다.

물론 주경야독(晝耕夜讀)해서 출세한 사람들도 있으나 한순간이다. 사람은 여덟 시간 일하고, 여덟 시간 잠자고, 여덟 시간 쉬어야 건강하다고 한다. 나는 그렇게 생각하지 않는다. 여덟 시간을 자고도 피곤한 사람이 있고, 한평생 네 시간만 자도 건강을 유지하며 사는 사람들도 있다.

나는 어릴 적에 다석 유영모 선생님으로부터—들은 교훈은 많이 잊어먹고—네 시간만 자면 생명에 지장이 없다고 배웠고, 이를 실천해 왔다.

이 습관이 군에 입대하고부터 달라졌다. 요즈음 군인들은 일곱 시간 정도 자고 있으나 내가 군에 있을 때는 여섯 시간이 취침시간이었다. 저녁 10시에 자고 아침 6시에 일어난다. 한 시간 보초 서고, 교대하기 위해 30분 전에 일어나고, 또 내무반에 와서 잠드는 시간 30분을 합하여 두 시간을 빼고 나면 여섯 시간이다. 아침부터 저녁까지 뛰는 사람들이 여섯 시간 자면 건강하다는 것이다.

군인이 병이 나면 나라가 망하는 것인데, 여러 나라에서 군인들이 몇 시간 자면 강한 체력을 유지할 수 있는지를 통계적으로 연구한 결과일 것이다. 독일 군인은 몇 시간 자느냐? 프랑스 군인은 몇 시간 자느냐? 이북 군인은 몇 시간 자느냐? 아침부터 밤까지 훈련받고 뛰는 병사들이 여섯 시간 자면 건강하다는 이야기다.

즉 사람은 잠을 너무 많이 자도 건강을 잃고, 적게 자도 건강을 유지할 수 없다. 다시 말해서 고된 노동을 하는 사람들과 고된 훈련을 받은 병사들이 여섯 시간이지 노동을 하지 않는 사람들은 이보다 적게 자도 된다. 나는 군대에 있을 적에 평상시보다 더 잤고, 그 후로는 자동차를 운전하게 되면서 잠을 더 많이 자게 되었다. 일할 적에는 졸음을 참을 만 한데, 운전을 하면서부터는 도저히 네 시간 자고 생활하기 힘들어 여섯 시간 정도 잔다. 물론 바쁠 때는 밤 새워 운전하기도 한다. 하지만 계속 할 수는 없다. 너무 적게 자도, 너무 많이 자도 몸이 약해진다. 그렇다면 얼마쯤 자야 적당할까?

사람마다 다르고, 건강이나 환경에 따라 다르지만, 많이 자는 쪽으로 자기를 합리화하여 건강을 잃지 말자. "시끄러워 잠 못 잤다"는 말은 하지 말자. 잠 못 자는 것을 환경 탓으로 돌리려 하는데, 시끄러워 잠 못 잔다고 하는 사람들은 성격이 예민하다.

옛날에 풍물을 하려면 며칠 동안 모여 마을마다 연습을 한다. 물론 모두 솜씨가 서투르다. 그곳에 놀러 왔다가 한쪽에서 자는 이도 보았다. 지금은 기적소리가 가끔 울리는데, 옛날에는 왜 그리 많이 울리고 다녔는지 모르겠다.

그때는 열차 출발 전에 출발신호도 울리고, 도착 때도 울리고, 고개마다, 구비마다 울렸다. 이때도 기차길 옆 방음장치 없는 오막살이 아기는 잘도 잤고, 옥수수도 잘도 컸다. 내가 신학교 다닐 때 강의실이 전철역 부근이었다. 강의에 열중하면 전차 가는 소리도 들리지 않는다.

새벽에 일어나니 설교 시간만 되면 졸음이 왔다. 단 내가 설교할 때를 빼고. 나는 강의 시간만 되면 졸았다. 신학교 다니는 6년 내내 졸았다. 그때 6년 동안 강의 때마다 졸지 않았으면 지금 나는 글을 쓰지 않았을 것이다. 나에게 원고를 부탁하는 것이 특이하다. 공부 많이 하신 학자들이 쓴 원고만 읽으면 너무 유식해지고 지성미가 지나치니 가끔 양념으로 엉뚱한 소리로 우겨대는 것을 글이라고 봐주는 것 같다.

시끄러워 잠 못 잤다는 억지소리는 하지 말자. 열차 타고도 자고, 자동차, 버스 타고도, 오토바이 운전하면서도 잔다. 걸어가다가도 자고, 부모님이 돌아가셔도 자고, 그간에 깜빡깜빡 졸면서 잠 못 잤다고 한다. 많이 자고 출세한 사람 못 봤다고 아이들 깨울 때 써먹는다. 똑같이 살아가는데 잠 다 자고, 먹을 것 다 먹고 어떻게 남보다 앞설 수 있느냐 하는 말이다. 남보다 적게 자면서 공부하고, 남보다 일 더하고 절약해야 경쟁에서 이기고 성공할 수 있는 것은 뻔한 이치다.

땀 흘려 일하는 사람 아니라면, 몸이 약한 사람을 제외하고 네 시간 이상만 자도 건강을 유지할 수 있다. 그런데 네 시간을 어느 때 자느냐? 낮잠 네 시간 아무리 자도 밤에 다시 자야 한다. 모두들 잠드는 고요한 밤에 같이 자야 한다.

한평생을 네 시간 주무시고 사시는 다석 유영모 선생님과 같이 자면서 지켜보았더니 선생님은 밤 10시에 주무셨다가 새벽 2시가 되면 일어나신다. 시계도 없이 사시면서 불과 몇 분도 안 틀리고 일어나신다. 밤 10시부터 새벽 2시 사이에 잠을 자야 피로가 풀린다. 나머지 10시 이전에는 깨었다 잠들었다 뜸을 들이고, 네 시간 지나면 누어서 피로를 푼다. 말하자면 하룻밤 네 시간 잠자기 위하여 나머지는 준비하고, 몸을 풀어주는 시간인 셈이다.

우주 삼라만상이 궤도에 따라 그때 맞춰 잠들어주어야 짧은 시간에 피로를 풀어나갈 수 있다. 그러나 요즈음은 우리나라 젊은이들이 낮과 밤을 바꾸어가며 산다. 밤늦게까지 텔레비전을 보고 2시 넘어 잔다.

그리고 아침 7시가 되면 주부가 깨워 억지로 일어나 빵 한 조각 먹고 출근한다. 그 가정은 그래도 질서가 잡힌 가정이다. 어떤 집은 아예 남편 혼자 냉장고 열어 우유랑 빵 먹고 출근한다. 굶고 가는 사람도 있다. 주부가 10시나 11시에 일어나는 집이 많다고 한다.

나는 외국에 나갈 기회가 많았다. 내가 다녀온 외국은 내가 오는 줄 알고 미리 가는 곳마다 밤에 불을 일찍 껐는지 몰라도 어디나 저녁이 되면 고요하다.

선진국일수록 일찍 불을 끈다(밤은 고요해야 거룩하다). 로마에서는 10시가 되면 가로등까지 꺼진다. 캐나다에서는 전기를 스스로 발전해서 쓰고도 남는다고 한다. 저녁 7시가 되면 모든 음식점이 문을 닫고, 외국인이 경영하는 음식점도 8시까지만 문을 연다. 술집도 12시 정각에는 문을 닫는다.

이스라엘의 밤도 고요했다. 그런데 우리나라는 무엇 때문에 기름이 나지도 않는 나라에서 텔레비전 방송은 새벽 2시까지 하고, 술집 영업은 밤새워 하는지 모르겠다. 밤새워 영업을 해야 될 이유가 하나도 없다.

통행금지가 있던 시절이 간혹 그립다. 그러나 통행금지가 있으면 무엇하나? 안방에서 컴퓨터 켜고 밤새우는 것을. 그 시간에 생산적인 일을 하면서 밤을 새우면 좋으련만 소비만 하면서 죄만 짓고 건강만 해치니 하는 말이다. 제발 술은 술시(戌時)에 먹고, 자시(子時) 되면 자자. 그래야 나도 살고, 너도 살고, 나라도 산다.

잠자는 습관을 바꾸고 건강해진 사람도 있다. 내가 아는 한 젊은이는 몸이 너무 약했다. 어떤 한의사가 진찰하더니 1년 동안 자정 이전에 잠든 날이 얼마나 되는지 통계를 내보라고 했다. 통계를 내본즉, 자정 이전에 자는 날이 하루도 없었다고 한다.

그때부터 잠자는 시간을 9시로 바꾸니 지금은 건강하다. 물론 다른 노력도 있었으나 의사는 병의 원인을 늦은 취침 때문이라고 진단했다. 나도 배워서 요즈음 이런 식으로 건강을 찾는 데 도움을 준다.

승려들은 술시에 술 안 먹고도, 잠 잘 잔다. 승적에 입문하여 초발심자경문(初發心自警文)을 배울 적부터 저녁 8시에 자고 새벽 4시에 일어나 염불하고, 탑 있으면 탑돌이 하고, 탑이 없으면 도량(道場) 돌고 그 길로 계속 활동한다. 일반 신도들은 집에서는 어떻게 하든 상관하지 않지만, 절에 오면 같이 승가의 규칙에 따라 생활해야 한다.

목회자들이 큰 문제다. 교회에서는 목회자들이 신학생 때부터, 아니 신학교 들어가려고 고등학생 때 공부하느라 지정 넘어 자거나 새벽 2,

3시까지 불 켜놓고 공부한다. 부모님들은 같이 안 자고, 사과 깎아주고, 커피 타주고, 자면 깨워주면서 잠 안 자는 것을 칭찬해준다.

그 시간에 만화책을 보는지, 연애소설을 보는지, 컴퓨터 앞에서 게임을 하는지는 잘 모른다. 문 걸어 잠그고 공부하는 학생들에게 더러 문제가 있다. 아무튼 수능시험인지 순응시험인지, 검정고시인지 노랑고시인지 입시 때문에 늦게 자고 늦게 일어나는 습관이 신학교까지 연속된다.

목회자가 된 후에는 월급 받기 위해 부부 모두 새벽기도회에 참석해야 한다. 너그러운 교인들이 있는 교회에서는 사모님은 참석하지 않아도 특별히 봐준다. 말이 새벽기도회지 옛날에는 4시에 일어나서 기도했다. 4시에 있는 기도회에 참석하려면 3시나 3시 반에 일어났다. 탁상시계도 없던 시절이었다. 좀 부지런한 교인이 3시 반에 종 쳐주면 그 종소리 듣고 일어났다. 멀리 떨어져 사는 교인들은 그 소리도 모른다. 그러나 종각 밑의 방에서 자면서도 종소리를 듣지 못하고 참석하지 못할 때도 있었다.

요즈음은 5시나 5시 반에 예배를 한다. 새벽기도회가 아니고 아침예배다. 따뜻한 남쪽지방에 아주 절친한 젊은 목사가 있다. 자기에게 새벽 6시에 전화하는 사람은 아버님과 목사님 두 분뿐이라고 한다.

나에게 그 시간은 새벽이 아니고 아침이다. 분명히 새벽과 아침은 구별해야 된다고 했다. 이제 그 목사의 아버님도 돌아가시고 아침에 전화하는 사람은 나 혼자만 남게 되었다. 새벽인지 아침인지 몰라도 그 시간 전화하는 사람들이 많으면 많을수록 좋은 때였을 것이다.

새벽기도회 끝나고 나면 5시가 넘는다. 교인들은 학교 갈 아이들 밥 해먹이고 6시면 일터로 나간다. 그러나 목회자들은 다시 불 끄고, 문 잠그고, 커튼 치고 잠을 잔다. 잘 아는 목사들 사택에 아침 9시경 서슴없이 초인종 누르고 들어가면 잠들어 있는 목사 내외를 더러 보게 된다. 그렇게 늦잠 자는 것이 성경에서 금한 일도 아니고, 구원하고 관계있는 이야기도 아니다. 그냥 그렇다는 말이다.

다만 그들의 몸이 조금씩 약해지고 살쪄서 건강을 해칠까봐 염려될 뿐이다.

꼭 흘려야 할 피, 흘려선 안 될 피

사람은 피로 잉태되고, 핏덩어리로 태어나서 피 흘리며 살다가 피로 관계를 맺어 후손을 남기고, 피 터지면 죽는다. 우리 육신은 부정모혈(父精母血)로 태어난다고 한다. 아버지의 정기와 어머니의 피로 잉태된다지만 크다 보면 아버지의 피도 닮게 된다. 그 미세한 정자 속에 아버지의 피 성분도 같이 전달된다.

아이가 태어날 때 어머니는 많은 피를 흘린다. 만약 아이가 제때 잉태되지 못하면 어머니는 그 죄과로 매달 2~3일간 피 흘리는 고통을 겪어야 한다. 잉태하지 못하면 매달 흘려야 된다. 핏속에서 핏덩이를 건져내어 피를 씻기고 닦으며 기른다. 이때부터는 피를 흘리지 말고 길러야 된다. 자식이 피를 흘리면 부모가 아프고, 부모가 흘리면 자식이 아픈 것이 혈연관계이다.

같은 피를 받아 태어난 것이 형제자매다. 형제자매가 피를 흘려도 똑같이 쓰리고 아프다. 피를 즐겁게 주고받는 것이 부부관계이다. 역시 피를 나눈 인연이라서 고락을 같이하게 된다. 이 피마디를 정해서 3촌, 4촌, 8촌 찾는다.

우리 마을에는 참 재미있는 일들이 자주 있다. 몇 년 전 한 친구가 교통사고로 죽었다. 초상집을 갔더니 이웃집 젊은이가 너무나 심각하게 슬퍼한다. 이유를 물어보니 몇 년 전 일인데 지금 죽은 이가 자기 집으로 부르더니 소주를 유리잔에다 따르고는 손가락을 찢어 술잔에다 핏방울을 떨어뜨리고 "우리는 혈연관계로 맺어진 형제가 아니지만 나는 너를 동생으로 삼고 싶다. 그래서 이런 의식을 행하고 싶다. 우리 피를 같이 마시고 형제가 되자"고 하여 먼저 마시고 잔을 건네는데 어쩔 수 없어 마셨다 한다.

형제가 되는 예식을 치른 젊은이는 장례식에 동생 자격으로 상복을 입고 초상을 치르는 것이 예의라 생각하고, 양쪽 집안과 합의해서 상주 역할을 했다. 유족도 그를 일원으로 받아들여 가족처럼 살고 있다. 후천적으로 맺어진 혈연관계이다.

재미있는 이야기는 또 있다. 지금은 그 노인들이 일흔 살이 넘었지만 그들이 30대였을 때 있었던 일이다. 다섯 명이 술친구로 지내다 보니 깊은 정이 들어 형제의 인연을 맺기로 했다. 결의형제(結義兄弟)를 맺는데, 혹시나 정이 변할까봐 무슨 예식이나 행사가 있어야겠기에 연구에 연구를 거듭하던 차에 여인네 속곳가랭이를 머리부터 뒤집어쓰고 전신이 빠져나오는 기발한 의식을 생각해냈다. 요즈음 입는 삼각팬티가 아니다.

우리나라 여인네 의상 중에는 '속곳'이라고 해서 바지처럼 생겼으나 밑이 막히지 않고 터진 전통 속옷이 있다. 이 속곳가랭이는 장정들도 빠져나올 수 있을 만큼 넓은데, 나이 많은 순서대로 빠져나오기로 했다. 한 여인의 자궁에서 새로 태어날 수 없으니 여인의 옷이라도 거쳐 나오자고 한 것이다. 옛날 아이가 태어날 때 그곳으로 나왔기 때문이다.

그러고 나서 변치 말자는 언약을 맺고서 형님, 아우 찾으며 잘 지냈다. 피를 나눈 형제지간은 아니지만 그런대로 익살스럽고 성스러운 예식이었다. 40년이 지난 지금은 어떻게 되었을까. 그때 그 행사에 참석한 사람 중 몇 사람을 같이 만났는데 서로들 누구누구 다섯 명이었느냐고 되묻곤 한다. 의식(儀式)이 아니고 '의식(依式)'이었기에 오래가지 못한 것 같다.

최근에는 주사기로 맺어진 혈연관계가 있다. 피가 같은 사람끼리만 가능하다. 혈액형이 같은 사람들은 먼 옛날 조상 중에 같은 피를 나눴을 가능성이 높지 않을까 생각한다. 말하자면 피를 주고받는 것은 멀어졌던 핏줄이 다시 만난 것이라고 볼 수도 있다. 피를 주고받을 때는 가능하면 피를 보관한 병에 기증자의 이름을 적어두어 자기가 죽어갈 때 어떤 사람의 피로 살았는지 이름이라도 알고 있어야 될 것 같다. 어느 곳에서 만나더라도 고마움을 표시했으면 한다.

헌신, 희생 없이는 피를 줄 수 없다. 주고받은 인연을 나쁜 데 쓰지는 않을 것이니 부디 기록을 남겨 은혜를 베풀고 받는 간단한 예식이 있었으면 좋겠다. 피보다 더 중요한 장기도 주고받는 행사에 꼭 기증자를 알려 후천적으로 맺어진 가족임을 증명했으면 좋겠다.

우리 이웃 마을에는 아주 고마운 분들도 사신다. 한 여인이 우리 마을에서 이웃 마을 박씨 집안 계모로 들어갔다. 그러나 아이를 더 낳지 못하고 살다가 다시 이씨 집안의 계모로 가셨다. 그런데도 박씨 집안의 자녀들은 이씨 집안으로 시집가신 계모에게 언제나 어머니처럼 대한다.

설날 세배하러 찾아오는 일은 물론이고, 그 계모이신 어머님의 생일 날도 잊지 않고, 병이 나시면 찾아와 간호하는 일도 당연하게 여겼다.

이씨 집안의 자녀들에게는 형제들과 같이 대했다. 호칭도 동생은 물론이고 제수씨, 조카 등 항렬에 맞춰 부르며 형제애를 이어갔다. 더욱 고마운 일은 한때 계모였을 뿐 이씨 집안으로 시집을 가셨는데도 계모 님의 친정식구들에게까지도 외삼촌, 외숙모, 외사촌이라 부르며 예의 를 다 차린다.

몇 년 전 임종이 가까우니 찾아와 밤새워 간호하고, 돌아가시니 모 든 형제들이 다 찾아와 상복 입고 상주 노릇을 하더니 자기의 조상 대 대로 내려온 선산 한복판에 산소자리까지 내주었다. 그곳 산소자리를 내가 정해드렸다. 잠시나마 자기의 아버님과 피를 나눈 어머님이셨기 에 그렇게 한 것이다.

좋은 피든 나쁜 피든 피는 후손에게 이어진다. 나의 고모님 댁 이야 기다. 신숙주의 막내 동생인 신말주 집안으로 시집을 가셨는데 아이를 낳지 못하셨다. 그 집안은 아들을 낳을 생각으로 첩을 들였다. 지금 같 으면 당연히 이혼 사유가 되고, 재산분배청구권 이야기가 오가겠으나 당시는 유교 집안에 양반들이 만들어놓은 못된 법망에 여자가 질투를 하면 칠거지악(七去之惡)에 걸린지라 고모님은 본처이면서 한평생 환 갑을 맞으시도록 첩들과 사셔야 했다.

평범하게 사신 것이 아니다. 본 남편에게 질투하시는 모습이 보이지 않도록 꼭 친자매처럼 지내셨다. 고모님은 친정에 오실 때마다 우리에 게 첩실을 작은 고모라고 말해주었다. 친정어머니라고 할머니께 인사 드리고 할아버지 제사에 참석하도록 했다. 영문도 모르는 우리 형제자매들은 작은 고모님이라고 좋아하면서 팔 베고 놀았다. 아마 지금 형편이었다면 용돈도 듬뿍 쥐어 주셨을 것이다. 그러나 할아버지 제사 때마다 작은 고모님이 바뀌었다. 나는 아홉인가 열인가 작은 고모 숫자를 세어보다 군에 갔다. 제대하고 보니 그 집안에 아들이 하나 있었다.

그 아들이 아버지의 피를 이어받았는지 명절에 찾아올 때마다 제수씨의 얼굴이 바뀐다. 몇 명인지 세어보다 귀찮아서 말았다. 이혼하느라 재산 다 내어주고 빈 몸으로 쫓겨나기도 하고, 아파트 가진 여인 만나 승용차 타고 다니면서 살기도 하면서 희로애락을 반복하며 살고 있다. 어떻게 그렇게도 아버지의 피를 이어받았는지 혈연치고는 참 좋지 않다.

다만 아버지와 다른 것은 아버지는 옛날 봉건사회 출신이라서 작은 마누라 보낼 때 빈 몸으로 보따리 하나 챙겨 보냈는데, 아들은 재산을 모두 챙겨 주는 것도 모자라 부모님 재산까지 팔아서 보내는 차이뿐이라고 하겠다.

피는 후손을 통해 이어지지만, 후손을 위해 흘리기도 한다. 바로 나라와 민족을 위해 흘린 피다. 성인들이 보자면 좀 우스운 일일 것이다. 자기들끼리 땅덩어리에 금 그어놓고 힘센 추장 만들어놓고, 그 집단을 유지하려고 서로 싸운다. 그러다가 한 편이 이기면 영역 넓히고 잡아다 노예 삼고, 더 커지면 마을〔村〕찾다가, 더 커지면 국가라고 한다.

이 나라집〔國家〕을 유지하려면 한쪽에서 피를 흘리고 있어야 된다. 또 이웃나라에서 쳐들어오면 몸으로 막아야 되고 피를 흘리고 죽어야 된다. 그냥 개죽음으로 놔두면 다음에 누가 피를 흘리려 하지 않기 때문에 영웅을 만들어야 된다.

또 국가들끼리 연합해서 다른 약한 국가를 처들어가기도 한다. 싸우다 이기면 하나님께서 승리하도록 해주셨다고 하고, 지면 우리 민족에게 시련을 주시려고 지도록 하셨다고 하면서 끝까지 하나님은 자기네 나라편이라고 우겨댄다.

아무튼 국가나 민족을 위해서 피를 흘리면 역시 애국자가 되고, 애족자가 된다. 침략하면서 흘린 피보다는 침략자들을 막으면서 흘린 피라야 가치가 있다. 피 잘 흘리면 한평생 나라에서 보상해준다.

그러나 때와 편을 잘 정해야 된다. 나라와 민족을 위해서 흘린 피도 군주 편에 서서 흘려야지 군주를 반대하는 쪽에서 흘리면 피 흘리고도 보상은커녕 한평생 감옥살이만 하다 죽을 수 있다. 자녀들까지도 피해를 입고 살아간다. 혹 군주가 바뀌면 보상을 받을 수도 있으나 역시 기대하기 어려운 일이다. 똑같은 선혈이지만 충신도 되고, 역적이 되기도 한다.

가족을 위해서 피땀을 흘리기도 한다. 집(家)이란 '지붕〔宀〕 밑에 돼지〔豕〕를 가두어 놓는다'는 뜻으로 좀 어수선하고 뒤죽박죽하여 질서가 없는 글자다. 남녀노소가 섞여 사는데 여인네들은 다른 성씨 집안으로 들어와 같은 습관을 만들어 살아야 하기에 어렵다. 예부터 외국인들도 들어와 한 가족을 이뤘다. 실은 외국인이 들어오면 가족이라 칭해서는 안 된다. 같은 겨레까지만 '족(族)'자를 사용하기 때문이다.

질서 없이 형성된 집안을 잘 꾸려나가려면 누군가가 피와 땀을 흘려야 한다. 피와 땀을 조금씩 나누어서 흘리면 다행이지만, 때론 가족 중에 누군가 혼자서 많이 흘리게 되고 서로 감동하면서 화목해진다. 혼자서 피땀 흘린 사람은 십자가를 졌다고 착각하기도 한다. 십자가란 자기와 상관없는 인류를 위해서 흘린 보혈(寶血)을 의미한다. 자기 혈연을 위해 피 흘린 것을 보혈로 착각하면 안 된다.

남편을 위하고, 남편만 바라보고 살면서 달마다 기저귀 갈기도 하고, 정조 지키느라 은장도로 가슴 찌르기도 하고, 성적 욕구를 참느라 허벅지 찌르면서 살다가 늙으면 매운 여자[烈女]라고 한다. 어머님 병나셔서 고기 사 드릴 돈 없어 허벅지 살 베어다 드리면 노망하신 노인네 잘 잡수신다고 효자 칭호 붙이고, 손가락 깨물어 입에 핏방울 떨어뜨리고 기운을 되찾으시면 효부라고 포상한다. 부모가 자녀들 위해 흘린 피는 당연하니 별 가치도 없다. 그러나 아랫사람이 윗사람을 위해 흘리면 가치가 있다.

서양의학에서는 주로 피가 뼈에서 생산된다고 하지만 정확한 근거가 없다. 뼈가 없는 생물인 지렁이나 거머리도 피가 있다. 흔히 거머리는 자기가 생산하지 않고 남의 피를 빨아먹는 것으로 생각하지만, 거머리 새끼도 피가 있다.

한의학에서는 간장혈(肝藏血)이라 하여 간이 피를 저장하고 혈량을 조절한다고 본다. 피는 중초(中焦)에서 기를 받고, 영기(營氣)가 진액(津液)을 분비하여 맥으로 들어가 붉은 빛을 띤다는 것이다. 즉 수곡(水穀)의 정기(精氣)인 진액이 영기와 서로 합쳐져 중초의 기화작용을 통하여 생성된다고 한다. 여기서 중초란 비위기능을 포괄한 소화기관 개념이다.

다만 나는 우리 몸에 피가 돌고 있다는 것을 알고 있을 뿐이다. 피를 홀리되 인류를 위해 흘리면 구주도 되고 성현도 된다. 국가나 민족을 위해 흘리면 영웅도 되지만, 잘못 흘리면 역적도 되고 환자도 된다. 많이 흘리면 죽게 되는 것은 확실하다.

우리 몸의 핏줄은 상상도 할 수 없을 정도로 얇다. 길이는 정확하지는 않지만 오늘날까지 의학계에서 연구한 바로는 12만~12만5천km라고도 한다. 지구의 둘레가 약 5만km이니까 대략 한 사람 핏줄이 지구를 두 바퀴 반 돈다고 할 수 있다.

가느다란 혈관을 한 바퀴 도는 데 1~2주일 정도 걸리지 않을까 생각했다. 그러나 1초도 안 걸리는 것을 알았다. 빠른 속도로 피가 돌지 않고 고이면 썩게 된다. 독사에 물렸을 때나 큰 상처가 나서 손이나 발을 묶어 놓을 때 20분을 넘기지 말고 풀었다 다시 묶어야지 한 시간 넘도록 묶어 두면 피가 곧바로 엉겨 자칫하다간 그 부위를 잘라내야 한다. 중풍환자나 손발마비 환자들의 피가 통하지 않는 쪽은 살이 마른다.

처녀들은 매달 피를 흘려야 된다. 매달 흘리지 않으면 건강하지 못한 처녀. 그러나 너무 오래 흘리면 생리현상이 아니고 하혈로 봐야 한다. 하혈을 하면 막아야 된다. 흘린 피에 대한 아무 보상이 없다. 손가락 깨물어 글씨 쓰면 값어치가 있어 군주의 마음도 움직이지만, 코피로 쓰면 가치가 없다. 코에서는 코가 나와야 되고, 똥구멍에서는 똥이 나와야 되고, 오줌구멍으로는 오줌이 나와야 되는데 피가 나오면 큰 탈이다.

피가 나오다 못해 썩으면 고름이 된다. 피고름 터진다는 말이 여기서 생겨난 말이다. 치질에 걸리면 피가 나지만, 고름이 나오면 치루라고 한다. 고등학교 3학년들에게서 흔히 오는 증세인데, 항문에서 피가 계속 터져 나오다가 시험이 끝나면 낫는다고 한다. 사법고시 준비하는 이들에게서도 많이 있는 증세인데, 고시를 합격하거나 포기하면 낫는다고 한다.

코피나 목구멍에서 나온 피나 자궁에서 나온 피나 항문으로 나온 피나 모두 흘리지 말아야 할 피다. 약간 흘리는 것은 괜찮으나 계속 흘리면 피 흘린 상처에서 염증이 생기고, 종양도 생긴다.

지혈제로는 쑥이 좋다. 생즙도 좋으나 마른 쑥을 달여 먹으면 곧바로 지혈이 된다. 치질에서 비롯된 하혈도 고칠 수 있다.

쑥으로 고치지 못하면 연뿌리를 즙 내서 아침저녁 한 공기씩 먹으면 낫는다. 그래도 차도가 없으면 양귀비를 달여 먹으라고 권하고 싶다. 그런데 법으로 금지시켰기에 사용할 수는 없다. 그나마 다행인 것은 법이 허용되는 범위가 나라마다 조금씩 다르다.

대만에서는 양귀비는 아니어도 양귀비와 같은 성질이 있는 약초를 야시장에서 판매한다. 캐나다에서는 정원이나 식물원에서 흔히 볼 수 있다. 집집마다 몇 포기씩 재배하는 것을 허용하는 것 같다. 하도 귀한 약초라서 캐나다를 여행할 때 일행 중에 중환자가 생기면 사용하려고 갖고 다녔으나 공항에 두고 왔다. 아주 고칠 수 없으면 그 나라에 가서 고쳐 오면 된다. 연뿌리로도 못 고친 환자는 한 명 만나보았다.

폐결핵환자들은 주로 목에서 피를 토한다. 폐에서 피를 토하는 것이다. 이때 피를 멎게 하려고 하면 피가 엉겨 기도가 막혀 죽게 된다. 기도는 항상 열려 있어야지 막히면 즉사한다. 폐결핵환자가 피를 토하면 다 토하도록 도와주어야 한다. 토한 뒤에도 옆으로 눕히거나 엎드리게 해야지 바로 눕히면 안 된다. 남은 피를 더 토할 수도 있기 때문이다.

피를 토하는 환자는 말도 할 수 없고, 손짓도 할 수 없으니 알아서 보살펴주어야 한다.

한의학에 능한 어른이 있었다. 살고 계신 마을은 물론 이웃 마을 환자까지 모두 돌봐주시는 노인이었는데, 갑자기 피를 토하시기에 충분히 토하시도록 도와드렸더니 깨어나서 고맙다는 인사를 계속 하셨다. 본인도 바로 누우면 죽는다는 것을 알고 있었으나 토할 때는 말을 할 수도 없고, 손짓도 할 수 없었다는 것이다.

혈식군자(血食君子)란 한평생 병 없이 살다가 노망 없이 늙고, 수명을 다하다가 백 살 정도에 음식 대신에 자기 피를 모두 말려 먹고 고통 없이 죽는 사람을 두고 하는 말이다. 이 사람이야말로 오복을 다 누리고 고종명(故終命)하는 사람이다. 이러한 군자가 되려면 평소에 음식을 아무렇게나 잡스럽게 먹으면 안 된다. 노인답게 간단히 먹어야 된다. 그리고 너무 보약 찾지 말고 저승 갈 준비를 서서히 하는 것이 이치에 순종하는 자세다.

잠들기 전에 반드시 삐뚤어진 뼈마디 맞춰라

의자(椅子)라 쓰지만 원래는 의좌(椅坐)다. 앉을 때 바로 앉지 않고 비껴 앉는다. 정좌(正坐)가 아니고 비틀어지게 앉는 기구다. 우리나라에서는 상감이나 사용했던 기구다. 바로 앉으면 될 것을 의자에 앉다보면 늘 몸이 비틀어진다. 몸이 비틀어지면 허리에 병이 난다. 의자에 기대어 앉다 보면 척추에 무리가 간다.

다석 유명모 선생님께서는 한평생 기대고 앉지 않으셨다. 기대고 앉으신 모습을 본 적이 없다. 방바닥에 앉으셔도 언제나 무릎을 끓고 앉으신다. 무릎을 한평생 끓고 앉으시니 자세가 아주 자연스럽다. 스님이나 불제자들은 언제나 가부좌를 주장하신다. 인도에서 부처님이 앉으신 자세다. 누워서 오래 있기는 어려워도 가부좌를 틀고 앉으면 며칠이 지나도 견딜 수 있다.

그러나 이 자세는 인도에서 인도인들에게 어울리는 자세다. 그들은 더운 나라에 살기 때문에 돌아다니면 안 된다. 최대한 앉아 있어야 한다. 또 햇빛에 앉아 있으면 안 된다. 그늘에 앉아 있어야 한다. 오랫동안 앉아 있어야 훌륭한 사람이다. 그들은 체질이 우리와 다르다. 오랫

동안 앉아 있으라고 상체보다는 하체가 길다. 조금만 노력해서 가부좌를 틀면 몸에 균형이 잡혀 한평생 앉아 있어도 불편하지 않다.

그러나 우리나라 사람들은 오랫동안 앉아 있으려면 엉덩이 밑으로 약 3~4cm 정도 높이를 고여줘야 한다. 그래야 척추에 무리가 가지 않는다. 가부좌는 부처님께서 6년간 앉아 계셨던 자세다. 모든 불제자들은 수행할때 이 자세를 취한다.

불제자이신 어느 스님께서 다석 선생님과 이론이 부딪히셨다. 무릎 꿇고 앉은 자세가 정좌라는 이론과 가부좌 틀어 앉은 자세가 정좌라는 이론으로 서로 언성 높이면서 다투셨다. 결국은 다석 선생님이 이기셨다. 사람이 태어날 때 어떤 자세로 나오느냐, 꿇어앉고 나오지 가부좌 틀고 나오느냐는 이론에 스님이 지고 말았다.

허리가 자주 아픈 사람들이 꿇어앉아 허리를 펴주면 편안해질 때가 있다. 다석 선생님께서는 항상 꿇어앉으신다. 일제강점기 때 독립자금을 숨겨주신 죄로 감옥에 끌려가신 일이 있으셨다. 감옥에서 간수가 "꿇어앉아!" 하고 지시했다. 선생님께서는 바로 앉으라고 할까봐 겁나셨는데 꿇어앉으라고 해서 감옥살이를 아주 편안히 하셨다고 하신다. 무릎 꿇고 똑바로만 앉으면 아주 좋은 자세다.

그러나 우리나라 여인들은 무릎 꿇고 앉으면 오래 견디기 어려우니 발을 한쪽으로 모으고 비틀어 앉는다. 이 자세는 절대로 안 된다. 지구 상 어느 나라에도 없는 자세다.

일본 여인들은 언제나 꿇어앉는다. 그들이 꿇어앉은 자세는 정좌다. 어릴 적부터 꿇어앉는 습관을 들이면 아주 편안한 자세다. 그러나 어린

아이가 꿇어앉으면 늘 바로 앉으라 한다. 어린아이가 앉은 자세가 바로 앉은 자세인데 어른들이 잘못 가르친다. 이렇게 잘못 가르친 자세로 굳어진 후에 다시 꿇어앉다 보면 척추에 힘이 잘못 들어가 무리가 갈 수 있다.

양발을 개고 앉으면 양반 자세라 한다. 옛날에 상놈들은 양반 앞에서 양발을 개고 앉을 수가 없었다. 또 양반이라지만 어른들 앞에서 그 자세로 앉으면 결례다. 양반은 어른들만 없으면 양발을 개고 앉아야 한다. 그래야 지체가 높아 보인다. 이 자세를 어릴 적부터 가르쳐야 한다. 그래야 뼈대가 양반이다. 양반 자세든, 상놈 자세든, 의자에 앉은 자세든 오래 앉아 있으면 척추에 무리가 간다.

물론 가부좌든, 꿇어앉든, 의자에 앉든 정좌만 하면 오래 있어도 상관이 없다. 그런 자세로 오래 있으려면 조건이 있다. 명상을 하거나 해탈을 해야 한다. 명상, 해탈. 나는 별로 반갑지 않다. 자기 고민 한 가지를 해결하기 위해서 80평생 명상, 해탈 찾다가 앉아서 임종을 맞으면 무슨 소용이 있고 무슨 큰 보탬이 되겠는가. 그 시간에 씨앗 하나 뿌리고 김매고 밭 가꾸는 것이 더 훌륭한 일이다. 물론 인도에서는 가능한 일이다. 옛날 인도는 땅은 넓고, 인구는 적고, 먹을 수 있는 과일이 많아 놀고먹을 수 있는 사회적 여건이 충분했다. 그러나 지금 우리는 기후나 풍토에 따른 여건뿐 아니라 빠르지 않으면 살아갈 수 없는 사회 속에 살고 있다.

자세를 잘못 습관 들이면 한평생 고생한다. 내가 잘 아는 정형외과 의사는 제일 무서워하는 자세가 허리에 힘을 안 주고 엉거주춤하면서 손으로만 물건을 드는 자세라고 한다. 척추에 힘을 주지 않고 물건을 들다가 허리가 삐끗하면 한평생 회복하기 힘든 고생을 한다. 늙어서도 허리병으로 고생을 하다가 죽게 된다.

우리 몸의 상반신, 하반신, 중간 부분의 척추에 잘못해서 무리가 가면 한평생 보이지 않는 병을 달고 산다. 어릴 적부터 무거운 것 드는 훈련을 하게 되면 자동적으로 척추에 힘이 들어간다. 그러나 나이 먹어서 무거운 것을 들면 몸 따로, 손 따로, 마음 따로 놀아난다. 무거운 짐을 들 때는 힘과 기를 모으면서 들어야 한다.

무슨 일이든 손으로만 하지 말고 몸으로 해야 한다. 몸으로만 하지 말고 정신과 기를 모아서 하면 힘이 모이기 때문에 지치지 않는다.

무거운 물건을 들고 운반할 때 전신에 힘을 고루 나누면 무게가 분산되어 무거운 줄 모르지만, 손으로만 들면 무리가 가면서 병이 난다. 더욱이 허리로만 들면 척추에 무리가 간다. 어릴 적부터 훈련이 안 된 이들은 준비운동을 하고 의식적으로 허리에 힘을 먼저 주고 들면 된다.

예전에는 쌀가마니가 80kg이었다. 꼭 80kg을 요즈음처럼 저울에 올려놓지 않는다. 볏짚으로 가마니를 치다 보면 무게가 더 많이 나간다. 볏짚이 길면 가마니는 더욱 커진다. 내가 자랐던 남쪽 지방에는 볏짚이 길어서 가마니도 크게 나온다. 그 가마니에 쌀을 담아보면 100kg이다. 이 가마니를 하루 종일 지고 다닐 때가 있다. 그래도 허리병이 없다. 지게에 나누고 지기 때문이다. 어깨와 허리에 번갈아 가면서 힘을 쓰기도 한다.

한번 삐끗해서 통증이 심한 허리병이라도 오랫동안 그 자세를 취하지 말고 쉬어주면 낫는다. 그러나 몇 년 후라도 다시 힘없이 그 자세를 취하면 재발한다. 요즈음 허리가 비틀어진 사람들을 많이 본다. 짐승이나 사람이나 낮에 활동하다 보면 모든 뼈들이 움직이면서 삐끗하기도 하고 빠지기도 한다. 이 뼈들을 잠자기 전에 맞추어줘야 한다.

어린아이들은 자면서 스스로 바로잡는다. 바로 눕기도 하고, 옆으로 눕기도 하고, 엎드리기도 한다. 그냥 엎드린 것이 아니라 팔을 베기도 하고, 양팔을 벌리기도 한다. 무릎을 한쪽으로 오그리고 엎드리다가 굴러다닌다.

이 모든 자세가 낮에 빠졌던 뼈들을 바로잡는 체조다. 어른들도 그렇게 자면 좋다. 물론 일하지 않고 종일 앉아만 있던 양반들은 바로 누워 자고 일어나도 괜찮다. 허리나 다리나 양팔이 어긋나도 상관없다. 일하지 않고 살려니 자면서 바로 잡지 않아도 된다. 그러나 일하면서 살아야 할 상민들은 다르다. 일하지 않는 양반들은 뼈 마디마디마다 단련이 안 되었기에 조금만 무리가 가도 다칠 수 있다.

모내기할 때는 맨 처음 모판에서 모를 뜬다. 엄지가 위로 향하고 세 손가락이 모판바닥으로 가도록 자세를 취한 다음 모를 움켜쥐고 잡아 뽑는다. 이때 다치지 않으려면 손에 힘을 줘야 한다. 손목이 삐끗하면 모내기가 다 끝날 때까지 며칠 동안 시고 아프다. 다행히도 모내기는 15일 정도면 끝이 난다. 모내기가 끝나고 다른 일이 시작되면 아픈 손목은 자연히 낫는다. 이 증세를 어머니께서 작업풍이라고 일러주셨다. 그 후로는 모내기 때만 되면 손목과 전신에 힘을 주고 준비운동을 한다. 그다음 모내기를 시작하면 작업풍 없이 힘들이지 않고 무사히 할 수 있었다.

모내기뿐이 아니다. 논에 김맬 적에도, 벼를 베거나 타작하기 전에도 준비운동이 필요하다. 무슨 일이든 전신에 힘이 들어가도록 준비운동을 한 다음 시작해야 한다. 괭이질을 할 때나 호미질을 할 때 손목이나 팔에만 힘을 주어선 안 된다. 어깨와 전신에 힘을 같이 모아서 써주면 힘도 덜 들고, 지치지도 않고, 작업풍도 오지 않는다. 특히 도리깨질이나 도끼질을 할 적에 팔로만 하면 힘도 더 들고 지친다. 어깨나 팔목에 힘이 고루 들어가지 않고 일하다 삐끗하면 오랫동안 고생한다. 준비운동과 자세를 연습하면 좋다. 그리고 일을 자주하면 온몸에 무의식적으로 힘이 골고루 들어간다.

무슨 일을 하든지 힘과 기를 모아서 하면 더욱 좋다. 기를 쓰고 하면 지치지 않는다. 하기 싫은 일을 하면 힘도 더 들고 병이 난다. 하고 싶은 일을 하면 지치지 않는다. 일을 하면 지치고, 운동을 하면 지치지 않는 이치다. 나는 어릴 적부터 생산성 없는 운동시합은 하지 않기로 했다. 이기면 뭐 하고, 지면 뭐 하나 싶었다.

일제강점기 때는 밭갈이 시합이 있었다 한다. 여인들 밭갈이 시합도 있었는데, 친척집 아주머니께서 1등을 하셨다고 여든 살이 넘도록 말씀하신다. 내가 어릴 적에는 새끼꼬기, 가마니치기 시합을 했다. 즉 생산성 있는 운동경기였다.

그러나 지금은 국제추세에 맞추어 생산성 없는 운동시합에 전 국민이 붉은 띠 두르고 붉은 옷 입고 설친다. 국가적으로나 개인적으로 아무 이익이 없다. 시간낭비, 돈낭비, 힘낭비, 정신낭비다. 크게 한이 많은 국민들이다[大恨民國]. 힘을 고르게 쓰지 않고 일을 하면 그 자리에서 탈이 난다.

손목뿐 아니라 손가락도 그렇다. 글씨 쓸 때 힘을 주지 않거나 쓰기 싫은 글씨를 쓰면 손목이나 손가락이 아프다. 하기 싫은 공부하려고 의자에 잘못 앉으면 허리병 나서 고치기 힘들다.

어릴 적부터 하기 싫은 공부하라고 어른들이 억지로 의자에 앉혀놓으면 척추에 힘이 빠지니 척추뼈가 약간씩 휜다. 그 자세가 계속되면 그대로 굳는다. 그 척추 마디가 아프다고 신경 쓰다 보면 다른 척추 마디가 뒤틀리면서 비틀어진다. 하기 싫은 공부 하려고 억지로 비틀고 앉아 있으면 어깨에서도 뼈가 틀어진다. 허리를 보면 5자로도 휘고, 3자로도 휘고, 2자로도 휜다.

아무리 어른들이 하기 싫은 공부 하라고 억지로 의자에 앉혀놓아도 내가 하고 싶은 생각만 하고 있으면 허리병이 안 난다. 또 억지로 앉아 있다가 내려와서 하고 싶은 운동이나 체조를 하면 금방 척추 마디마디가 바로 잡힌다. 그래도 안 되면 잠잘 때 뒤척거리면서 잡아주면 된다.

글을 쓰면서도 그렇다. 지금 나는 엎드려서 쓰고 있다. 밤새 누워 있었던 자세를 엎드려서 펴주기도 하고, 고개를 위로 젖히기도 한다. 쓰고 싶은 글을 쓰면 지치지도 않고, 글도 잘 써지고, 읽는 이들도 감화를 받는다. 살아가는 데 도움이 되는 글이 되기를 바라면서 쓴다면 지치지도 않는다. 나는 글을 쓸 때 엎드려 쉬면서, 휴식을 취하면서 쓴다.

읽는 이들도 의자에 몸을 비틀고 앉아서 읽지 말고 엎드려 누워 뒹굴면서 무릎을 올리기도 하고, 허리를 좌우로 틀어주면서 허리를 폈다 접었다 하면서, 고개를 상하좌우로 비틀면서 읽어주기 바란다. 글을 읽으면서 인도에서 말한 요가체조를 하라는 것이다. 나는 글을 쓰면서 임

(林)가 체조를 하고, 책 읽는 이들은 김(金)가, 이(李)가, 박(朴)가 체조를 하는 것이다. 의미 없고 읽기 싫으면 억지로 읽지 말라. 작업풍에 걸리지 않지만 독서풍에 걸린다.

'고침단명(高枕短命)'이란 예로부터 내려온 말이 있다. '베개가 높으면 일찍 죽는다'는 뜻이다. 어릴 적부터 이해가 가지 않는 고사성어인데, 지금도 이해할 수가 없다. 베개를 높이 베고 자도 오래 사는 노인을 여러 명 보았다.

우리 마을에 아흔 살이 넘은 노인이 베개를 얼마나 높이 베고 주무시는지 고개와 허리가 아예 휘어져서 그대로 굳어지셨다. 이 노인이 그 자세로 임종을 하셨는데도 고개와 허리가 펴지지 않아 이불을 놓고 기대고 뉘어야 했다. 허리를 바로 잡으려면 누가 거들어주어야 하는데 모두 피하고 도망 다닌다. 그렇다고 해서 직계가족을 시킬 수가 없다. 한평생 굳어진 뼈를 더 굳기 전에 한 번에 펴줄 때 뼈마디가 풀리는 소리가 너무 요란하다. 더욱이 시체에서 나는 소리라서 기가 약한 이들이 들으면 잘못하면 병에 걸린다.

마침 직계가족이 아니면서 기가 센 손녀사위더러 발과 무릎을 단단히 붙들라 하고 허리와 목을 힘주어 펴니 요란한 소리가 들리면서 자세가 바로 잡혔다. 그 노인은 고침(高枕)이었으나 장명(長命)이었다.

그 손녀사위는 원래 알코올중독자에다 간경화가 심했다. 처 할아버지 초상 치르고 몇 개월 후에 알코올중독으로 술 많이 먹고 간이 파열되어 죽었다. 할아버지 고침, 손녀사위 단명이었다.

또 유영모 선생님과 관련된 이야기가 생각난다. 그분은 한평생 베개를 베지 않으셨다. 잣나무 마루판에 깔지 않고 누워서 베개 없이 주무신다. 잣나무 판이 없어도 어느 곳이든 바닥에 아무것도 깔지 않으시고 주무신다. 그분에게는 이불은 있어도, 요는 없다. 방바닥이 차가운 곳에서 요를 깔고 생활한 나는 이해가 되지 않았다. 금방 감기가 걸릴 것 같았다.

선생님 댁을 1960년경에 찾아가 보니 집 안에 연탄보일러가 돌아가고, 방 안에 온도 조절하는 스팀이 장치되어 있었다. 당시 나는 불 땐 아궁이에서 나무가 없어 밥만 해 먹었다. 방 안에서 약간 미지근한 자리는 할머니 차지였고, 조금 따뜻한 곳은 어머니와 여동생이 잤고, 아버지와 나는 남아라고 추운 곳에서 잤다. 바닥에 무엇이라도 깔지 않고는 잘 수 없는 때 들은 이야기라서 받아들일 수가 없었던 것이다.

지금은 나도 바닥에 아무것도 깔지 않고 잘 수 있고, 마루판이 아닌 요즈음 유행하는 오동나무판에서도 잘 수 있다.

뒷목과 어깨 아픈 사람들을 많이 만난다. 베개를 베지 않고 잠자는 것이 좋다. 요즈음은 너 나 없이 차를 모는 데, 운전하는 자세가 똑같다. 허리를 앞으로 약간 구부리고 고개는 앞을 향한다. 운전하는 시간만큼 몸을 구부리게 된다. 운전할 적에는 몸을 비틀면서 체조를 해주어야 한다. 컴퓨터를 사용할 때 자세도 운전할 때와 같다.

베개를 높이 베고 잘 때의 자세도 동일하다. 운전할 때나 컴퓨터를 할 때 어쩔 수 없어도, 누워 잘 때에 베개만 안 베어도 경추를 펴고 자세를 바로잡을 수 있다.

어릴 적에 친척 누나를 따라 한의원에 갔다. 우연히 뼈에 이상이 있는 환자를 보게 됐다. 나이 든 한의사께서 뼈를 맞추면서 나에게 설명을 해주셨다.

"우골과 절골을 구별하여라. 우골은 '비끌 우(迂)'자 우골이고, 절골은 '부러질 절(折)'자 절골이니 삔 뼈는 뽑았다가 다시 맞추고 움직이기만 하면 바로 맞다. 맞춘 후에 부어 있는 것은 신경 쓰지 마라. 부었다 가라앉는다. 그러나 부러진 것은 함부로 움직이지 말고 부목을 대고 한 달간 묶어두면 된다."

그 후로 뼈가 삔 사람을 보면 고쳐주었다. 축구하다가 발등 뼈가 튕겨 나온 것은 바로 서서 발등을 감싸고 밟아주면 된다. 환자에게는 약간씩 무리가 간다.

우리 마을에 복지시설인 '평화의 집'이 있다. 그곳에서 턱이 빠진 사람이 있다고 나더러 병원까지 실어다 주라고 한다. 가면서 생각해보니 고칠 수 있을 것 같아 손가락을 모아 다친 사람의 앞턱을 뽑았다가 밀어 넣으니 바로 맞았다. 내가 하는 것을 보고 그 후로 모두 직접 고친다. 다친 사람은 하품하다 턱이 빠졌다고 한다. 앞으로는 하품할 적에 턱을 받치고 하라고 일러주었다. 어느 부위든 뼈가 빠지면 다시 밀어 넣어주면 된다. 잘 안 되면 경험 있는 이들을 찾아가면 된다. 무슨 병이든 원인과 증세를 설명해주어야 한다. 어릴 적에 들은 이야기를 한평생 써먹는다. 나도 어린이들 앞에서는 자세히 설명해주려고 노력한다.

성기가 삐뚤어진 남자들이 있다. 자위행위를 잘못하면 비뚤어지기도 하고, 함부로 다루면 발기할 적에 부러지기도 한다고 한다. 평소에는 살처럼 연하지만 발기할 적에는 뼈처럼 굳어져서 부러질 수도 있다. 바지가 우리 한복처럼 여유가 있으면 좋으련만 양복이 너무 바짝 몸에 달라붙어 자지가 있을 곳이 없다.

자지를 오른쪽으로 두면 오른쪽으로 비뚤어지고, 왼쪽으로 두면 역시 왼쪽으로 비뚤어진다. 자지가 짧은 사람은 비뚤어지지 않으나 긴 사람들은 대개 비뚤어져 있다.

뼈마디는 조금만 생각하면 고칠 수 있다. 물론 본인이 무한히 노력해야 한다. 몸 어느 부위고 만져주고, 풀어주고, 쓰다듬어주어야 한다. 움직일 수 없는 코도 만져주고, 귀도 풀어주고, 손끝 발끝 머리칼도 쓰다듬어 주어야 한다. 성기는 생명을 이어주는 소중한 신체부위이니 부끄럽고 쌍스럽고 천하게 대하지 말고 정성껏 다루어야 한다. 다른 사람의 성기는 보아서도 안 된다. 허락 없이 만지면 처벌받는다.

1970년대 국제결혼을 해서 미국으로 간 여자가 있었다. 시골에 사는 친정아버지의 환갑을 맞아 미국인 남편과 같이 오려고 약속도 하고 기별을 보냈다. 그런데 갑자기 남편이 병이 나서 올 수가 없게 되었다. 급해서 편지는 할 수 없고, 이장 집에 있는 전화로 갈 수 없다는 소식을 전했다.

"이장님, 나 미국에 있는 딸인데요, 아버지 환갑에 못 가요."

"왜 못 오는겨?"

"우리 남편이 아파요."

"누가 아프다고?"

"남편 조지가요!"

"남편이 어떻게 아파?"

"남편 조지 브라운이 너무너무 아파요."

"남편 조지가 부러졌다고?"

"……? 아무튼 남편 조지 브라운이 아파서 못 가요."

"그려, 알겠어."

이장이 여자의 아버지에게 전했다.

"당신 딸이 환갑 때 못 온다고 하대. 뭐, 남편 조지 부러졌는가봐. 미국 놈 것도 별수 없는가벼."

휴대전화 쓰는 동안 뇌는 벼락 맞는 중

정년퇴임 후 평창에서 농사를 짓고 계신 조화순 목사님께 전화가 왔다. 목사님이 안수를 할 때 상대방 몸에서 갑자기 짜릿한 느낌이 온다고 한다. 축도를 하거나 기도를 할 적에도 손끝에 짜릿한 느낌이 온다고 하신다. 다른 사람과 악수를 하거나 심지어 어린 아이들이 귀여워서 안아주거나 머리를 쓰다듬어주려고 하면 모두 도망치고 곁에 오지도 않는다고 한다.

이런 일이 갑자기 생기니, 이렇게 성령이 임하면 어떤 증세냐고 묻는다. 나는 "목사님께서 원래부터 영발이 '쎄셔서' 성령의 기운이 전달된 것이니 그렇습니다"고 했다. 목사님이 말씀하시길 "나는 전심전력해서 축도를 하는데, 하고 나면 언제나 전신에 기운이 모아져 손끝까지 짜릿하고, 한참 동안 성령의 기운이 감돈다"고 하신다. 부러운 마음이 들면서 나는 언제 목사님처럼 전심전력해서 축도를 해주고 안수기도도 해주나 하는 생각도 해본다. 늘 하는 축도지만 그런 느낌을 못 느껴본 나 자신을 반성해본다. 하나님께도 죄송하기도 하다.

그런데 며칠 후 또다시 전화가 왔다. 그 짜릿하고 영발이 '쎈' 원인을 알았다고 하신다.

얼마 전 젊은 목회자들이 목사님을 위해 전기 옥돌침대를 설치해드렸다. 목사님은 따뜻하게 데워진 옥돌침대에서 옛날 유럽의 왕들처럼 주무셨다. 그렇게 자고 나면 온종일 피곤하기는 해도 영발이 세진다고 하신다. 그런데 외출해서 다른 곳에서 자고 나면 기가 없고 무덤덤하기는 해도 피곤하지 않다고 하신다. 며칠 사이에 피곤해지고 자꾸 몸에 전류가 흘러 잠자리를 옮겨보았더니 괜찮다는 것이다.

거금을 들여 설치해준 목사들에게 고마움과 미안한 마음을 저버릴 수는 없으나 몸이 감당하기 어려워 옥돌침대를 밖으로 내놓은 뒤로 그 짜릿한 영발은 느끼지 못하게 되었다고 하신다. 그 후로 목사님은 우리 집에 한 달간 머무르셨다.

김두봉 장로 집에 간 적이 있다. 나는 4년 전에 전통 한옥집을 지었다. 김 장로는 그보다 1년 앞서 지었다. 집 짓기 전부터 의논도 하고, 목수도 소개해주고, 수시로 찾아가 배우기도 하고, 가르쳐주기도 했다.

자주 찾아갔으나 안방에는 처음 들어가봤다. 좁은 방을 옥돌침대가 절반이나 차지하고 있었다. 침대가 집과 어울리지 않았다. 집은 순전히 한옥이고 실내장식도 한옥풍인데, 고급침대 때문에 외국에 온 기분이었다. 그분은 나보다 앞서서 중한 병을 앓았고, 폐 수술을 네 번이나 했다. 지금도 건강을 회복하지 못하고 겨우겨우 지탱하며 살고 있다. 그 나마도 유기농업을 해서 자연식을 하시기 때문에 유지하고 있다.

그분도 역시 그 침대에서 자고 나면 피곤하다고 했다. 나처럼 느낌이 둔한 사람은 잘 모르지만 예민한 사람들은 금방 안다. 왜 사용하지 않는 침대를 안방에 모셔두느냐 했더니 설치해준 사람의 성의와 은혜를 저버릴 수가 없어서 쓰지도 않으면서 안방에 모셔둔다고 한다.

신경이 둔한 내 느낌으로는 이렇다. 전기로 끓이는 물과 기름으로 데우는 물이 다르다. 먹고 씻는 물뿐만이 아니다. 전기로 끓인 물이 보일러 호스로 지나가면 피곤하다. 기름으로 데우면 좀 낫다. 나무로 물을 데우면 몸이 아주 가볍다. 무슨 연료로 물을 데우느냐에 따라서 느낌이 다르다. 나만 그렇게 느끼는 것이 아니다. 우리 마을 사람들이 모였을 적에 이런 말을 꺼냈더니 모두 그렇다는 것이다.

정농회(正農會) 연수회 때 '아·태 의과학재단' 김학재 회장의 강의를 들었다. 회장님은 주로 전기의 피해에 대해서 많은 얘기를 해주셨다.

전기는 가까이 안 할수록 좋다. 전화도 될 수 있으면 짧게 빨리 끊어야 한다. 옛날에는 전화국마다 '통화는 간단히'라는 문구가 크게 쓰여 있었다. 나는 전화할 적마다 오해도, 충고도 많이 받았다. 대답만 하고 너무 빨리 끊는다는 것이다. 조화순 목사님 역시 그런 충고를 하신다. 나를 알기 때문에 이해할 수 있었지, 그렇지 않았으면 사이가 멀어질 뻔했다고 하신다.

휴대전화야말로 정말로 '통화는 간단히' 해야 한다. 휴대전화의 전자파는 뇌를 관통한다고 한다. 외국의 광활한 평야 지대에서는 전파가 약해도 잘 터지지만 우리나라는 산지가 너무 많아 높은 주파수를 써야 된다고 한다. 전파가 뇌를 스치고 지나가든, 심장을 지나가든 주파수 올려서 만들어 팔아먹으면 그만인 것이다. 국민들 건강은 상관없이 돈만 벌면 된다는 식이다. 괜히 어지럽고, 머리 아프고, 심장이 뛰고, 귀 아프고, 눈 아파서 병원에 가면 병원비만 해도 몇 십, 몇 백만 원이다. 병명 몰라도 돈은 주어야 된다.

휴대전화기는 목에 걸고 다니면 안 된다. 실을 통해서도 전파가 흐르기 때문이다.

귀걸이 하고 휴대전화기를 사용하면 전파가 쇠붙이를 통해 더 강하게 뇌에 영향을 미친다. 휴대전화기를 심장에 매달고 다니면 심장이 나빠지고 장에 가까우면 장이 나빠진다. 좋은 방법은 발목에 매달고 다니든지 가방에 넣고 다니는 것이다. 없으면 더 좋다.

영발 '쎄게' 짜릿한 안수하려면 전기침대에서 자고, 휴대전화 목에 걸고, 고성능 라디오 귀에 꽂고, 좋은 확성기 사용하다가 전기난로 옆에서 기도해주면 된다. 아마 전신이 짜릿하다가 세상과 멀어지면서 둥실둥실 떠다니는 기분이 들 것이다.

3 장·병

몸살 나면 그냥 누워서 앓아라

아토피 고치려면 의식주에 혁명을!
감기는 빈속으로 다스린다
몸살 나면 약 먹지 말고 앓아라
소화 안 되는 음식은 반드시 발효식품과 함께
흥부처럼 먹으면 당뇨병, 백혈병 낫는다
자주 베이고 찔리면 파상풍도 면역된다
책벌레는 알레르기성 비염을 조심하라
건강한 여성은 쑥과 친하다
화장지 잘못 쓰면 환장한다
식중독엔 된장물이 즉효
구제역은 사람이 먼저 미쳐서 생긴 병
입 돌아가면 입에 넣을 음식부터 바꿔라
사스(SARS), 목욕하면 걱정 없다

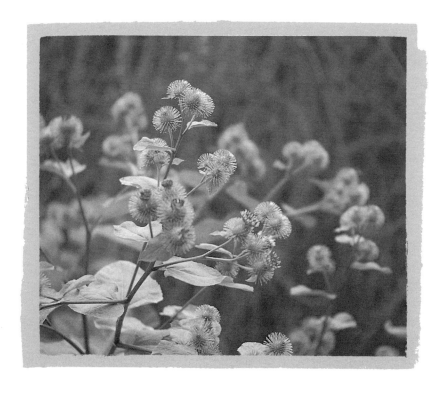

아토피 고치려면 의식주에 혁명을!

아토피성 피부염, 아토피성 비염 등 아토피라는 말은 알레르기 연구자들 사이에서 처음 쓰이기 시작했다. 사실 알레르기와 아토피는 뜻으로만 보면 비슷한 말이다. 그리스 말에서 '알(al)'이나 '아(a)'는 '이상한' 또는 '틀린'이라는 뜻의 접두어다. 즉 그리스어로 '알레르기'는 우리말로 '이상한'이란 뜻이다.

'에르그(arg)'는 '움직임, 작용 혹은 일'이라는 뜻이니까 알레르기는 '이상한 작용'이라고 하면 되겠다. '아토피'의 '토피'는 장소를 뜻하는 '토포스(topos)'에서 따온 말이다. 그러니 아토피는 '엉뚱한 곳에 있는, 경우가 틀린, 정상이 아닌'이라는 의미이다. 둘 다 면역학에서 만들어졌고, 사용된 용어이지만 알레르기가 선배 격이다.

알레르기는 예방접종이나 치료약에 어떤 사람들이 예상치도 못한 과격한 반응을 일으키는 증상을 가리키는 말로 쓰이기 시작했다. 예를 들어 폐렴 등을 일으키는 병균을 죽이기 위해 페니실린을 주사하면 대부분 염증이 가라앉고 치료에 도움이 된다. 그런데 극히 일부 사람 중에는 이 주사를 맞으면 갑자기 혈압이 떨어지면서 호흡곤란이 와서 생명이 위태로워지거나 죽는 경우도 있었다. 이렇게 예기치 못했던 '이상한 작용'을 가리켜 알레르기라고 부르기 시작했다.

일반적으로 알려진 바에 따르면 알레르기는 어떤 물질이 주사나 약, 음식물이나 호흡을 통해 몸속에 들어가면 급격하게 증상이 나타난다. 보통 사람들은 아무렇지도 않은데, 체질이 특이한 사람이 과민하게 보이는 반응을 알레르기라고 한다. 예를 들어 꽃가루가 날리는 철에 유난히 콧물을 흘리고, 눈이 가렵고, 재채기를 한다면 꽃가루 알레르기가 있는 것이다. 이런 경우 그 꽃가루만 없으면 증세는 저절로 없어진다.

그런데 점점 더 이상한 현상이 생기고 있다. 원인을 알 수 없는 알레르기와 비슷한 증세가 일어나는 것이다. 꽃가루가 날리는 철도 아니고, 카펫을 깔아놓은 것도 아니고, 뭘 잘못 먹은 것도 아닌데 늘 코가 막히고, 피부가 발진하고 가렵고 걸핏하면 재채기가 끊이질 않고, 항상 설사를 하는 사람이 늘어나고 있다. 특히 어린 아이들이나 여고생들에게 그런 증상이 심하게 나타나고 있다.

기존 알레르기 이론으로는 설명되지 않는 이상한 증세를 가리켜 아토피성 비염, 아토피성 피부염 등으로 부르기 시작하면서 '아토피'라는 말이 일반화된 것이다. 그러니까 아토피는 알레르기 증세에서도 도대체 왜 일어나는지 정체를 명확히 알 수 없는 이상한 알레르기라는 뜻으로 만들어진 것이다.

최근에 여러 가지 연구와 경험을 통해 증상의 원인이 밝혀져서 아토피는 더 이상 이상한 병이 아니다. 그러나 현대 의학이 이제까지 주로 써왔던 방식, 즉 약이나 주사를 해서 병균을 죽이는 방식으로 고칠 수 있는 병은 결코 아니다.

그럼 도대체 어떤 병일까? 결론부터 말하자면 아토피는 환경병이다. 지구상에 환경오염이 점점 심해지면서 오염물질이 인간의 대사작용을 교란시켜 일어나는 증세가 아토피다. 이미 아토피가 사회적인 문제가 됐던 나라에서는 이러한 방향으로 병의 원인을 파악하고 있지만, 환경오염의 역사가 짧아서인지 우리나라 아토피 전문가들 중에서 한방이든, 양방이든 환경요인에 치료의 초점을 맞추는 이는 아주 드물다. 원인을 제대로 분석하지 못하면 올바른 치료법을 찾아낼 수가 없다. 겨우 가려움증이나 멎고, 감각이나 둔해지고, 재채기만 일시적으로 멎게 하는 정도에 그치고 있다.

우리나라는 세계 어느 나라보다 빠르게 환경이 오염됐다. 다른 나라에서 300~500년 두고 개발할 일들을 우리나라에서는 50년 만에 해치웠다. 그러나 50년 전에는 아주 원시적인 삶을 살았다. 밥도 나무나 볏짚을 태워 해 먹었다.

내가 처음 석유난로를 구경한 것이 10대 때였다. 무연탄은 1980년에 우리 마을에서 최초로 사용했다. 1987년에는 가스레인지를 살까 말까 몇 달간 회의 끝에 장만했다. 그러나 이제는 전국적으로 가스레인지를 사용하지 않는 집이 거의 없을 것이다.

모든 생활이 그렇다. 1980년도에 나는 우리 마을에서 유일하게 운전면허증을 땄다. 내 일생에 차를 사리라고는 생각도 못했고, 그저 남의 차라도 운전할 수 있을지 모른다는 생각으로 면허시험을 보았다. 그런데 지금은 차 없는 집이 없을 정도다. 식구마다 차를 가지고 있는 집도 있다. 이렇듯 급속도로 빠르게 발전하였으니 서서히 환경이 오염되는 나라와 달리 예전에 없었던 새로운 병들이 나타나는 것은 당연한 일이다.

우리나라는 다른 나라에 비해서 오염되지 않았던 역사가 무척 길었다. 나라가 갑자기 오염된 것은 극히 최근의 일이다. 20~30년 정도밖에 안 되었다고 봐도 과언이 아니다. 그러니 환경오염으로 인한 병을 파악할 시간조차도 없었다.

아토피란 '아이〔兒〕가 흙〔土〕을 피〔避〕해 생기는 병'이다. 아이 때부터가 아니라 아이가 뱃속에 있을 적에 산모가 흙을 가까이 하고 흙에서 나온 음식을 먹었으면 이런 증상이 없을 것이다. 산모가 먹기 쉬운 가공식품만 먹어대면서 생기는 병이다. 아이가 젖먹이 때부터 아토피를 앓고 있더라도 어머니가 습관을 바꾸면 자연스럽게 치유될 텐데 편리한 것 다 찾다 보니 병이 악화되는 것이다.

아토피를 치료하려면 의식주를 함께 바꿔야 된다. 건축자재들이 대부분 석유제품인 것이 문제다. 건축자재는 사람이 먹어서 이상이 없는 것으로 지어야 된다. 목재, 짚, 기와, 흙, 돌은 모두 먹어도 괜찮다. 그러나 호마이카를 많이 사용한 가구나 매트리스, 카펫은 멀리 해야 된다. 그리고 애완동물, 석유제품, 장난감 등도 마찬가지다. 이 모두가 '아토피(兒土避)'다.

주거와 관련된 외부 환경도 문제다. 대기오염물을 많이 품어내는 공장 주변, 염색공장 주변과 화공약품을 다루는 곳도 피해야 한다. 물론 이런 곳에서 살아도 이상 없는 건강한 아이들도 있다. 타고난 체질이 강한 경우가 그렇다. 이상이 있는 아이는 부모로부터 면역체계를 잘못 받아 태어났기에 어쩔 수 없으니 건강한 아이와 비교하지 말고 치유하겠다는 희망을 갖고 살아가야 된다.

세포 내에 염색체에서 문제가 생겨 몸속에 들어오는 유해화학 물질을 분해하는 기능이 손상되면 그대로 유전된다. 조상 잘못 만난 것을 어찌하랴. 조상 탓하지 말고 스스로 노력해서 이겨나가자.

옷도 먹어서 이상이 없는 직물을 입어야 한다. 목화, 삼, 모시, 양털, 가죽, 명주는 먹어도 해가 없다. 정 어려우면 속옷이라도 신경을 써야 한다. 특히 화학섬유 성분으로 만든 잠옷은 피해야 한다. 침구 역시 화학섬유에서 벗어나야 되고, 화장품도 마찬가지다. 합성세제도 쓰지 말아야 된다.

피부를 통해서 들어오면 몸에 발진이나 두드러기가 생기고, 호흡기로 들어오면 콧물이나 재채기, 기침을 하게 된다.

우리나라나 일본에서는 아토피라고 하지만 미국에서는 '화학물질 과민증'이라고 한다. 우리나라에서는 피부염, 비염, 심한 기침, 장염 등을 아토피라고 하지만 미국에서는 차멀미나 살충제로 인한 편두통, 심한 발작, 가벼운 육체적 통증 모두 화학물질 과민증으로 똑같이 인식한다.

가장 중요한 것은 음식이다. 임신했을 때 잘못 먹은 것은 그만두고, 젖먹이 아이가 있는 어머니가 아무것이나 먹어대면 아이의 병은 고칠 수가 없다. 철저히 예전 어머니들이 먹었던 음식만 먹고, 고기류는 적게 먹어야 된다. 아이의 증세를 보아가면서 어머니가 음식을 먹으면 간단하다.

그리고 아이가 자라서 밥 먹을 때가 되면 밥을 먹여야지 간식만 먹이면 안 된다. 요즈음은 간식이 주식이 된 듯하다. 어떠한 간식도 먹이지 말고 밥만 먹여보라! 아이가 왜 긁고 울겠는가?

음식 이름이 우리말로 된 것을 먹이자. 음식 이름이 외국말로 된 것을 피하자.

아토피는 약을 먹고 낮는 경우도 있다. 효과 없는 약은 먹지 말자.

콧물, 재채기, 가려움증 등을 일시 멈추게 하는 식으로는 치료할 수 없다. 오히려 아토피 증세가 있는 것은 다행이다. 면역 기능이 살아 있다는 희망이 있기 때문이다. 그 면역 기능마저 잃으면 암과 같이 위험한 병이 되기 쉽다.

아토피는 무엇보다도 발효식품을 먹지 않아서 생긴 병이다. 모든 발효식품은 무슨 독이든 해독한다. 동물성이든 식물성이든 모든 기름을 먹지 말았으면 한다. 꼭 필요하다면 들기름, 참기름을 먹으면 된다. 잘못된 식용유가 들어간 음식은 삼가하자.

부처님이나 불제자들은 아토피 증세가 없을 줄 안다. 아토피를 겪고 있는 이들은 직접 만나서 이야기하고 싶다. 아직까지 못 고친 적이 없다.

감기는 빈속으로 다스린다

2003년과 2004년에 독일에 다녀왔다. 독일 옛 궁전에 약초 박물관이 있었다. 우리나라 사람들이 한약을 달여서 그 물을 마시는 것과는 달리 독일 사람들은 약초마다 성분을 추출하고 건조해서 만든 가루약을 다른 약과 함께 먹는다. 양약은 처음에 이렇게 만들었다.

그런 양약만 먹는다면 인체에 큰 피해는 없을 것이다. 그러나 지금 양약은 약 성분을 식물이나 토양, 동물이나 광물에서 채취하는 것이 아니라 화학적으로 추출해낸다. 가령 아침저녁으로 사용하는 치약만 해도 화학 성분으로 이루어져 있다.

몇 년 전 언론에서 감기약 167가지에 뇌출혈을 일으킬 수 있는 페닐프로판올아민(PPA) 성분이 들어 있다는 발표를 한 적이 있다. 식약청이 발표한 약도 순수한 식물성에서 채취한 약이 아니었다.

원리만 잘 알면 감기는 걸리지 않을 수 있다. 공기나 음식을 통해서 우리 몸에 들어온 독성은 땀이나 배설물로 빠져나가야 하지만, 공기가 찬 곳에서 계속 있으면 몸속에 남아 있다가 감기기운을 일으킨다. 여름이라 덥다고 해서 찬 음식을 마구 먹어대는 것은 큰 잘못이다. 몸에 찬

성질이 있는 사람이 여름에 찬물로 목욕하고 얼음이 들어간 음식을 먹고 나면 금방 감기에 걸린다. 그 음식 자체가 감기 바이러스를 불러들이는 것이 아니고 몸에 들어온 독이 땀으로 빠져나가지 않기 때문이다. 감기를 불러들이는 원인은 여러 가지가 있다.

농약을 많이 덮어쓴 과일을 먹어도 감기에 걸린다. 역시 과일에 배어 있는 독성 때문에 먹고 나면 머리가 아프고, 속이 울렁거리고, 구토도 나고, 춥고, 떨리고 열이 난다. 농약 성분을 벗겨낸다고 과일을 물로 씻는다지만 잘 씻기지 않는다. 합성세제를 사용하면 씻지 않고 먹느니만 못하다. 농약 성분이 침투하게 되면 과일도 자기 몸을 보호하려 한다. 농약 성분은 보호막이 있는 껍질을 침투하지 못하고 꼭지 쪽으로 들어왔다가 씨 있는 곳으로 흡수된다. 농약이 있다고 껍질을 벗겨내면 오히려 농약만 흡수되어 있는 속만 먹게 된다.

농약만 치지 않는다면 모든 과일이 감기치료제다. 귤이 감기치료제라고 문헌에 적혀 있으나 농약 친 귤을 먹으면 없던 감기도 불러들인다. 과일에 농약을 친다고 농사짓는 이들만 욕하지 말라. 농산물을 상품화하려고 할 수 없이 농약을 쳤다 해도 특별히 수은이나 납 성분이 아니면 유효기간 이후에는 해독된다. 그러나 이 과일들을 오래도록 보관하려고 방부제를 사용한다. 또 때깔 좋으라고 광택제를 발라서 진열한다. 시장에 진열된 과일은 먹음직스럽게 보인다. 만약 먹기만 하면 금방이라도 눈이 밝아질 것 같다.

모든 농사꾼들이 다 그렇다는 것은 아니다. 유기농으로 몸 바쳐 열심히 농사짓는 이들도 있다. 모든 상인들이 그렇다는 것이 아니다. 친환경농산물 매장도 많다. 모든 상점이 그렇다는 것이 아니고, 극소수의 상인들이 그렇다는 것이다.

　감기는 몸에 있는 독성이 땀으로 빠져나가지 못하면서 나타나는 현상이다. **감기(感氣)란 기운을 느낀 것이다. 이 느낌이 조치가 되지 않으면 다른 병으로 악화될 것이니 미리 기운을 느끼라는 뜻이다.** 빨리 조치를 취하지 않으면 기침으로, 기관지염으로, 폐렴으로, 폐결핵으로 전환될 것이라고 사전에 알려주는 통첩이다.

　통첩을 받고 나서 얼마 후에 기관지염이나 폐렴이나 늑막염이나 폐결핵이 올 것이라는 파발이 온다. 예고를 받았으면 철저한 준비를 해서 닥쳐올 재앙을 면해야 한다.

　몸살이 올 것 같으면 편히 쉬어주고, 영양실조증세라면 잘 먹어서 지방질과 단백질을 보충해주고, 기침이 올 것 같으면 주변 환경을 맑은 공기, 맑은 물로 바꾸어주고, 콧물 재채기가 나면 체내에 음식을 맑게 해서 받아들여야 한다. 통첩을 전해오는 파발은 잘 대접해서 신발 세 켤레 정도 주어 보내야 된다.

　그런데 감기를 약으로 치료하는 것은 전달 온 파발을 두들겨 패고 죽이는 거나 마찬가지다. 전갈을 가지고 온 파발의 말대로 약 먹지 말고 가만히 있으면 그다음 증세가 오기 마련이다. 기침이 나면 기침 날 행동을 말고, 열이 나면 열이 날 행동을 말고, 입맛이 없으면 먹지 말고, 일어날 기운이 없으면 누워 있어야 한다. 감기는 여름철에는 잘 걸리지 않는다. 걸리지 않는 것이 아니라 찾아오지 않는다. 독이 땀으로 빠져나가기 때문이다.

　재채기가 나고, 열이 나고, 오한이 오는 것은 빨리 땀을 흘리라는 신호다. 이때 땀을 흘리지 않으면 간이 해독하느라고 머리가 아프다. 간은 피로된 기능을 회복하고, 몸에 들어간 독을 없애는 일을 하는데 감기까지 겹치면 과중한 업무에 시달리게 된다.

그래서 그만 움직이라고 쓰러져 눕는 것이다. 무슨 음식이든 약간이나마 독이 있으니 먹지 말라는 뜻이다. 짧게는 1일, 길게는 3일만 굶고 누워 있으면 낫는다.

그러나 열 내리는 약과 머리 아픈 것을 없애주는 약과 팔다리 쑤시는 걸 잊게 해주는 약을 먹고 돌아다니면서 계속해서 독을 먹으면 점점 과로해서 더 큰 병을 불러들인다. 감기에 꼭 약을 먹어야 한다면 땀 나는 약과 잠만 자는 약을 먹으면 좋은 효과를 볼 것이다.

음식을 너무 많이 먹어도 감기에 걸릴 수 있다. 장이 제 기능을 할 수 있는 1일 음식물 소비량이 있다. 작업량을 초과하면 해독하는 기능이 초과되어 감기가 오는 수 있다. 이때 소화제만 먹어도 감기가 낫는다. 많이 먹어서 머리가 아픈 것도 마찬가지다. 해독할 작업량을 초과했기에 간이 과로해서 머리가 아픈 것이다. 사실은 해독제만으로 모든 병의 70% 정도를 고칠 수 있다. 무슨 병이든 감기에서 시작되지 않으면 위장과 대장, 소장에서 온다. 부패하거나 독 있는 음식이 들어왔을 때 장에서 빨리 밖으로 나가라고 나는 병이 배탈이다. 그 증세를 사령부에 보고해야 되겠기에 머리가 아픈 것이다.

감기가 올 적에 입맛이 없으면 굶는 것이 제일 좋다. 몸이 아프면 입맛부터 떨어진다. 이때 맛있는 음식 찾아 먹으면 병만 커진다. 옛날에는 먹을 것이 없어 고루고루 먹고 싶은 것을 못 먹어서 병이 나고 입맛이 없었다. 이때 몸에서 필요한 음식이 먹고 싶은 생각이 나는데 그 음식만 찾아 먹으면 금방 낫는다. 그러나 요즘은 먹고 싶은 음식을 먹으면 병만 커진다. 하지만 굶고 나서는 다르다.

누구든지 3일을 굶고 나면 식성이 변한다. 평소에 과일을 싫어하던 사람이 과일부터 찾고, 콩을 싫어하던 사람이 콩을 먹는다. 평소에는 주위에서 먹어본 음식들을 찾게 되지, 먹어보지 않은 음식은 생각도 나지 않는다.

1979년 약국에서 감기약을 지어다 먹은 사람이 죽었다. 알고 보니 약국에서 쥐약을 준 것이었다. 몇 년 전에 벌어진 감기약 사건도 마찬가지다. 이 감기약들을 쥐에게 먹였더라면 사람보다 예민한 쥐는 먼저 죽었을 것이다. 재수 없이 감기약이 논란을 야기했지만, 다른 약도 감기약처럼 1일 100mg을 초과했느니 안 했느니 하면서 계속 먹다 보면 무슨 병이 오려는지 상상이 된다.

1일 기준 허용치 같은 도깨비장난은 없다. 1일 독성 100mg을 초과하지 않는다면 75mg 정도는 먹어도 상관없다는 말도 맞다. 그러나 조제하는 과정에서 5~6가지 약이 섞이다 보면 1일 기준 허용치 5~6배를 초과하기 쉽다. 사람마다 체질이 다르고, 면역체계가 다르고, 해독능력이 다른데 어떻게 조제를 해서 고쳐나갈 것인지도 걱정이다.

병이 나면 자기가 잘 살펴보고 해결할 수 있으면 해결하고, 정 모르겠으면 이웃에 경험 많은 이들에게 물어서 고쳐보고, 그래도 안 되면 병원을 찾아갔으면 한다. 그래야 의사도, 병원도 쉴 틈이 생긴다. 그러나 어떤 의사들은 왜 빨리 병원에 오지 않았느냐고 원망을 한다.

물론 빨리 병원을 찾아야 될 병이 있고, 스스로 해결해야 될 병이 있다. 옛날에는 군 단위에 허술한 병원 하나씩만 있어도 건강하게 잘 살았다. 나머지 병들은 시골 마을마다 돌팔이들이 모두 해결했다. 시골 돌팔이들 모두 사라지기 전에 도시락 싸가지고 찾아다니면서 주위에 있는 희귀한 약초들 모두 익혀서 옛날 독일 사람들처럼 한약을 양약화하는 것도 연구해야 될 과제다.

몸살 나면 약 먹지 말고 앓아라

몸살이란 몸이 살기 위해서 우리에게 보내는 강렬한 신호다. 몸살은 앓아야 한다. 몸살은 보일러 감지기와 같다. 기름이나 물이 없으면 보일러 감지기에 불이 켜진다. 자동차에도 운전석 앞에 경보등이 있다. 역시 연료나 윤활유가 없거나 엔진에 이상이 생기면 경보등에 불이 들어온다. 신호를 받은 대로 문제를 처리해주면 경보등에 불이 꺼진다. 어떤 이들은 경보등에 불이 들어오면 스스로 처리하려고 한다. 그러다가 해결하지 못하면 경보등에 검은 테이프를 붙인 채 운전하기도 한다.

옛날에는 전기가 누전이 되거나 합선이 되면 퓨즈가 나갔는데, 요즈음은 차단기가 내려간다. 너무 잘 내려가니 아예 차단기를 올려놓은 상태에서 철사로 묶어놓고 사용하는 이들도 있다. 차단기를 거치지 않게 전선을 연결하여 맘 놓고 전기를 사용하는 이들도 있다. 모두 큰 사고를 불러들이는 위험한 행동이다. 자동차에만 차단기가 있는 것이 아니다. 비행기, 선박도 마찬가지고 우주를 비행하는 인공위성에도 그러한 장치는 다 있다.

사람에게도 그러한 장치가 있다. 자동차 안에는 속도계가 연료, 오일, 물 등의 계기판보다 잘 보이는 곳에 있다. 이것이 더욱 발전하여 과속을 탐지하는 기계, 과속을 탐지하고 관리하는 경찰을 탐지하는 기계까지 생겨났다.

우리가 병원에 가서 몸살 난 감각을 없애주는 '아픈 곳을 잊게 하는 약(진통제)'을 먹거나 주입하는 것은 경보등에 검은 테이프를 붙이는 것과 마찬가지다. 수술을 한다는 것은 차단기를 제거한 것과 같다. 훌륭한 의원, 의사라면 감지기 보고 원인을 가르쳐주어야 한다.

어느 사람이 머리가 아픈데 어떻게 하느냐고 물으니 아스피린 먹으라고 했다. 그러고 나서 아스피린 먹으라고 가르쳐줬으니 처방료 내라고 했다. 하도 억울해서 변호사를 찾아갔더니 그 경우에는 처방료를 주어야 한다고 했다. 그리고 변호사는 상담비를 내라고 하더란다. 안 주려고 하니 검사·판사가 주라고 하더란다. 머리가 아프면 자기가 원인을 찾으면 된다. 왜 남에게 물어보고 처방료까지 주어야 할까. 원인을 모를 만큼 갑자기 병이 나는 일은 없다. 자동차 사고의 원인은 70%가 과속에 있고, 사람이 병이 나는 것은 70%가 과로에 있다.

몸에 이상이 생겼을 때 신호가 오는 것은 사람마다 다르다. 몸에 신호가 오는 것부터가 잘못이다. 우리 몸은 부위마다 이름이 있다. 그 부위를 아무 감각 없이 모르고 사는 이가 제일 건강한 사람이다. 평소에는 눈이 있는 줄 모르다가 눈곱이 끼거나 눈 속에 티가 들어가면 눈이 있는 것을 알게 된다. 이것이 잘못이다. 눈이 있는 것을 느끼는 것이 잘못됐다. 우리 몸이 있는 줄 아는 사람은 불행한 사람이다.

몸이 있는 것을 느끼도록 고행을 자처하다가 해탈하는 이들이 있다. 이런 이들을 길사람〔道人〕, 참사람〔眞人〕, 거룩사람〔聖人〕, 그렇지 못한 사람을 속인(俗人)이라고 한다. 속인이란 아직 뜻을 깨닫지 못한 사람이라고 한다.

우리는 거룩사람처럼 자처해서 6년 고행, 9년 면벽은 못할지언정 몸이 스스로 알도록 감지해줄 때 바로바로 처리할 줄이나 알고 살았으면 한다. 본인이라면 모두 알 수 있다. 의사보다 본인이 더 잘 알고 있다.

무엇인가 먹고 싶다는 것은 몸에서 그 성분이 필요하다는 뜻이요, 지나치게 그 음식만 먹고 싶은 것은 중독이 되었다는 신호다. 배가 고프다는 것은 네 시간 이상 연료가 보충이 안 되었으니 몸에 활력소가 필요하다는 뜻이다. 입맛이 없다는 것은 몸에 음식이 그만 들어오라는 신호요, 임종 때 음식이 먹기 싫은 것은 100년간 먹었으니 그만 먹으란 뜻이다. 임종 전에 미음을 끓여 계속해서 손가락으로 떠 넣어주면 빨리 죽지 말고 더 고생하면서 죽으라는 뜻이다.

잠이 온다는 것은 여덟 시간 움직였으니 쉬어주라는 신호다. 게을러서 못 일어나는 것은 쉬는 데 중독이 되었다는 뜻이다. 죽음이란 100년 동안 움직이고 과로했으니 편히 쉬라는 뜻으로 신께서 인간에게 선물로 준 것이다. 조금 피곤하면 몸살을 앓게 되고, 많이 피곤하면 병이 나고, 더 많이 피곤하면 죽게 되는 것이다. 반대로 잠은 왜 오느냐. 병나지 말고 쉬라고 온다. 병은 왜 오느냐. 죽지 말라고 오는 것이다.

몸이 피로한 상태는 사람마다, 증세마다 달리 나타난다. 보통 입가가 부풀어오른다. 과로했다는 표시다. 빨리 쉬어주면 낫는다. 물집을 터뜨리지 않아도 가라앉는다. 터뜨려도 다시 고인다. 콧속이 헐거나 눈이 충혈되기도 한다. 이것 역시 과로의 신호다.

입 안이 허는 것도, 잇몸이 붓거나 아픈 것도 과로의 신호다. 풍치, 충치, 양치, 치석 등을 따지고 치료한다지만, 이것 역시 몸살의 신호일 따름이다. 편도선이 붓거나 갑상선이 붓는 것도 같은 증세다. 재채기나 콧물도 감기의 예고다.

맹장이 붓는 것도 오장에 이상이 있다는 신호다. 갑상선이 붓는 것도 몸이 약해서 피로를 못 이긴다는 증세다. 편도선이 붓는 것도 마찬가지다. 겨드랑이나 오금의 임파선이 붓는 것도 가까운 곳에 이상이 생긴다는 예고다.

위와 같은 증세를 다시 반복해보자. 먼저 얼굴색부터 달라진다. 건강할 때 얼굴색과 병이 났을 때 얼굴색이 다르다. 사람의 얼굴색이 너무 붉은 빛이 나면 심장에 이상이 있다는 증거고, 잘 익은 복숭아 빛을 띠면 건강하다는 뜻이다. 얼굴빛이 붉으면 심장에 이상이 있고, 노란색을 띠면 장이 나쁘다는 증거다. 얼굴에 파란색이 비치면 콩팥이 좋지 않은 증거요, 검은빛이 나면 간이 좋지 않다는 신호다. 물론 변비 때문에 고생하는 사람은 기미가 낀다.

눈으로도 신호가 온다. 눈에 눈곱이 끼면 몸이 좋지 않다는 신호다. 흰자위에 붉은 핏줄이 서면 몸에 열이 많다는 뜻이요, 거무스름하면서도 노란 빛을 띠면 독이 있는 음식을 많이 섭취해서 간이 해독할 능력을 잃고 있다는 증세이며, 노란색이 검은색으로 바뀌면 간경화로 죽음이 가깝다는 신호다. 피곤하면 눈이 감긴다. 더 피곤하면 눈을 감고 몇 시간 동안 잠을 자야 한다. 아주 피곤하여 눈을 감고 뜨지 못하면 죽게 되는 것이다. 눈의 증세도 안약만으로 해결하려 들면 안 된다. 간이나 심장이나 위가 나빠서 생긴 증상을 안약으로 고칠 수는 없다. 빨리 병을 알아차리라는 신호인데, 신호만 알고 있으면 안 된다.

간이 나쁠 때는 눈으로 신호가 가지만, 폐에 이상이 있을 때는 코로 먼저 신호가 간다. 감기가 오려면 먼저 콧물이 나고 재채기가 난다. 물론 간과 폐가 상관없다는 것이 아니다. 간이 해독을 못 하면 그 독이 땀으로 빠져나가야 되는데, 땀을 흘리지 않으면 그다음엔 폐가 나빠질 테니까 빨리 따뜻한 물 먹고, 이불 쓰고 땀 흘리라고 코에 전달하는 것이다.

콧물이 나온 것도 몸이 약해진다는 신호다. 옛날 어린애들은 모두가 코를 흘리고 살았다. 영양분이 부족한 탓이었다. 노인들도 콧물을 흘리기는 마찬가지였다. 다만 어린아이와 달리 콧물을 스스로 처리할 수 있을 뿐이다. 콧속이 헌 것도 몸살이 날 수 있다는 예고다. 빨리 쉬어주는 것이 치료하는 방법이다. 꿀을 바르면 한시적으로 넘길 수는 있다. 먼지가 나서 재채기가 나는 것도 폐를 보호하려는 뜻이다.

신장에 이상이 있으면 귀로 전달이 온다. 귀에서 소리가 나는 것은 신장이 해독해야 할 독이 과하다는 증거고, 귀가 가려운 것은 주위에서 흉보는 기운이 감지됐기 때문이다. 오른쪽 귀가 가려우면 오른쪽으로 빨리 방향을 잡아 뛰어가 보라. 몇몇이 모여서 본인에 대해 이야기하고 있을 것이다.

귀에 물이 찬 것은 신장이 아주 좋지 않다는 증거요, 염증이 생기면 악화되고 있다는 뜻이다. 역시 쉬어주고 영양을 보충해주어야 한다. 고기로 영양을 보충하려 하지 마라.

양약을 많이 먹거나 독한 주사를 오랫동안 맞아도 귀가 어두워진다. 해독할 수 있는 음식이나 약을 먹는 것이 좋다. 백 년 동안 들었으면 그만 들으라고 어두워지고 아주 들리지 않으면 죽음이 가깝고, 아주 안 들리면 죽게 된다. 귀를 보고 건강을 알아내는 이들도 있다. 귀를 만져보고 귀에 딱딱하게 맺힌 멍울을 보고 증세를 알아낼 수가 있다. 나는 전문적으로 해본 적 없는 일이지만, 그 방면에 전문적인 지식이 있는 이들은 놀라울 정도로 정확히 알아맞힌다.

입가에 물집이 생긴 것은 몸이 피곤하다는 뜻이요, 입 안이 헌 것은 위가 나쁘다는 신호다. 입에서 냄새가 나는 것도 소화기능이 좋지 않다는 예고다. 잇몸에 이상이 있고 통증이 있는 것도 과로했다는 증거다. 귀나 눈은 둘이서 한 가지 역할을 하고, 코는 하나이나 구멍이 둘이라서 냄새도 맡고 숨도 쉬지만, 입은 하나면서도 맛보고 먹고 또 말도 해야 한다.

역시 입으로 오는 신호도 다른 것보다는 다양하다. 침이 마르는 것은 긴장하고 있다는 신호요, 군침이 도는 것은 무엇이 먹고 싶다는 뜻이요, 군침을 흘리는 것은 사랑하고 있다는 표현이다. 어린아이가 침을 흘리는 것은 단백질이 부족하다는 뜻이고, 입맛이 없는 것은 위에 음식이 많이 있다는 신호며, 위에 음식이 없어도 입맛이 없는 것은 들어온 음식에 독이 많이 있어 해독능력이 부족하니 그만 들여보내라는 것이요, 입맛 없이 계속해서 몇 개월을 지속하면 죽음이 가까운 신호요, 아주 먹을 수 없으면 죽음의 신호다.

손발톱 색깔이 변한 것도 마찬가지다. 배탈이 자주 나는 사람, 장이 나쁜 사람은 손발톱 색깔이 하얗다. 위가 나쁜 사람은 손발톱이 노랗고, 심장이 나쁜 사람은 붉다. 폐나 간이 좋지 않으면 검은색을 띤다. 손발톱이 뒤집어지거나 뒤틀리는 것은 십이지장이 나쁜 것이요, 두터워지는 것은 무좀일 수도 있다. 손발톱이 검어지면 죽음이 오고 있다는 신호다. 손톱에 봉숭아물을 들이는 것은 건강한 손톱처럼 보이기 위해서다. 의사는 수술환자에게 손톱에 봉숭아물을 못 들이게 한다. 마취에서 깨어나면 손톱 색깔로 몸 상태를 판단하는 데 지장이 있다. 손톱에 화공약품으로 색깔을 입히는 것은 좋지 않다. 나는 지금 정력이 좋고, 남성이 필요하다는 마음을 색깔로 한 것에 지나지 않는다. 색깔을 입히면 감각이 둔해진다. 손톱은 건강만 보여주는 것이 아니다. 감지도 해준다.

오줌 색깔도 건강을 말해준다. 어릴 적에 학교 가기가 싫어서 아프다고 누워 있다가 소변을 보는데, 아버님께서 오줌 색깔을 보시더니 누워 있지 말고 빨리 학교에 가라고 하신다. 그 후로 오줌 색깔에 대해서 관심을 갖게 되었다. 몸에 이상이 생기면 오줌 색깔이 진하다. 건강한 이들의 오줌은 맑아야 한다. 눈 위에서 소변을 보아도 눈 색깔이 변하지 말아야 한다. 물을 마시지 않는 사람들은 소변색이 진하다. 물을 적게 마시는 것 자체가 병을 불러온다.

방광에 이상이 생기면 오줌에 피가 섞여 나온다. 혈뇨라고 한다. 이러한 증상이 벌어지기 전에 알아차려야 한다. 피곤하면 소변색이 진하고, 소변을 자주 보게 된다. 소변을 자주 보는 사람들은 오줌발이 약하다. 늙으면 오줌발이 약하다. 쉰 살 넘어서 "오줌 눌 때 한 발짝 앞으로 다가서느냐"는 말들을 주고받는다. 늙고 힘이 없을수록 오줌발이 약하다. 점점 약해져서 오줌 눌 힘이 없으면 죽게 된다.

겨드랑이나 허벅지, 오금에 가래톳이 선 것도 몸에 이상이 있다는 신호다. 손가락에 상처가 나서 곪으면 겨드랑이에서 가래톳이 선다. 적이 왔으니 의병을 일으킨 것이다. 백혈구를 양성하는 것이다. 이때 겨드랑이를 수술하면 안 된다. 여자들은 유방암 수술을 하면서 임파선을 잘라내면 안 된다. 유방암 수술을 하면 가래톳은 절로 없어진다.

맹장이 붓는 것도 같은 이치다. 오장에 이상이 생기면 맹장이 붓는다. 계속해서 오장을 고치지 못하면 맹장에 염증이 생기고 더 심하면 터져서 복막염이 된다. 이 증상이 오기 전에 빨리 오장에서 이상을 찾아 해결해야 된다. 전신이 피곤하면 목이나 갑상선이 붓는다. 이는 몸살이 온다는 신호이거나 병이 생긴다는 뜻이다.

갑상선이나 임파선도 마찬가지다. 그 자체는 병이 아니다. 신체 어느 부위가 이상이 생겼다는 신호다. 갑상선을 수술해서 제거한다는 것은 신호기를 없앤다는 뜻이다. 지금 열차가 오고 있다는 신호기요, 통증이 있는 것은 신호의 기적소리다. 이 기능을 제거하면 큰 사고가 난다.

심장마비도 갑자기 찾아오는 것이 아니다. 몇 년 전부터 혈액이 맑지 못하고 응고되었기에 평소에 심장이 압박을 느낀다. 그러다가 술을 먹거나 고기를 많이 먹거나 잘못된 정제유를 먹고 숨이 멎은 것을 두고 '갑자기' 죽었다고 한다. 고혈압, 뇌출혈, 뇌졸중, 중풍, 동맥경화도 모두 마찬가지다. 갑자기 죽은 것은 위에 경련이 일어났거나 체했기 때문이다. 평소 잘 체하는 사람들에게 일어나기 쉽다. 말하자면 급살은 교통사고나 벼락 맞을 때나 있는 것이지 예고 없이 갑자기 병이 되어 죽지는 않는다.

소화 안 되는 음식은 반드시 발효식품과 함께

쉽고 편한 일을 할 때 '누워서 떡먹기'라고 표현한다. 하지만 누워서 떡을 잘못 먹으면 체해서 죽는다. 또한 절편을 제외하고는 눈에 팥고물이나 콩고물이 들어간다. 눈이 아니어도 콧구멍이나 귓구멍에 들어가고 옷에 묻어 지저분하다. 떡을 먹을 때는 앉아서 먹어야 한다.

가뜩이나 쌀 소비가 줄어든 판에 쌀 농사짓는 농민들이 타격을 받을까봐서 하고픈 말이다. 떡을 먹다가 죽은 할아버지가 있었다. 떡 먹다 죽은 할아버지는 떡을 잘못 먹어서 기도가 막혀 죽은 것이 아니라 급체해서 죽었다.

내가 어릴 때 어른들은 꼭 떡을 콩나물국이나 무국이나 김칫국물과 같이 주셨다. 옛날 옛적에 떡 먹다 돌아가신 어른들이 계셨을 것이다. 마실 것 없이 떡을 드시다가 돌아가셨기에 어른들은 경험상 언제나 마실 것과 함께 떡을 내놓으셨다. 옛날에는 떡이 귀한지라 명절이나 다른 집안에 행사가 있을 때만 떡을 했다. 아무리 부잣집이라도 아무 때나 수시로 먹을 수는 없었다. 쌀이 귀한 시절이라서 쌀로 떡을 하면 쌀을 줄여 먹어야 된다. 쌀로 떡을 하면 쌀은 줄고, 밥을 하면 배로 불어나고, 죽을 쑤면 몇 배로 불어난다.

초상을 제외하고 떡을 하려면 떡과 같이 먹을 것을 미리 준비한다. 명절이나 제사, 생일, 백일, 돌, 고사, 잔치 등 어느 행사든 떡이 주된 음식이었다. 그 풍속은 지금까지 전해지고 있다. 떡을 먹을 때는 언제나 콩나물국과 함께 먹었다. 음식은 '마실 음(飮)'과 '먹을 식(食)'이다. 먹고 마시지 말고, 마시고 먹어야 한다. 어느 나라든 무슨 음식을 먹을 때마다 마시고 먹었지, 먹고 마시지 않았다.

외국이나 우리나라에서 큰 행사를 보면 잔을 먼저 들고 "브라보"를 찾는데, 마시고 먹어야 체하지 않는다. 먹고 마셔도 괜찮으나 먹기만 하고 마시지 않으면 병이 난다. 병이 나는 게 아니고 급체한다.

부처님은 떡을 제일 좋아하신다. 원래 부처님도 인도에 계실 때는 떡을 모르셨다. 다만 한국에 오셔서 떡을 많이 드시게 되었다. 절에 가면 부처님 앞에 언제나 떡이 쌓여 있다.

부처님은 옛날 인도에 계실 적에는 보리수 열매를 많이 드셨고 바나나 열대과일을 좋아하셨는데, 한국에 오셔서 식성이 변하셨다. 떡만 찾으신다. 그것도 주지스님이 잘 잡수시는 떡을 드신다. 주지스님이 시루떡을 좋아하면 그 절 부처님은 싫어도 시루떡만 드시게 된다. 내가 아는 어느 주지스님은 청포도를 좋아하시는데, 그 절 법당에는 언제나 청포도가 놓여 있었다. 그 주지스님이 돌아가시고 오신 다음 주지스님은 청포도를 싫어하셔서 그 절에 계신 부처님은 그렇게 즐겨 드시던 청포도를 구경할 수도 없게 되었다.

아무튼 부처님은 한국에 오셔서 언제나 떡만은 드셔야 된다. 다행스럽게도 6년 동안 굶으신 분이기에 그렇게 많은 떡을 드셔도 탈이 안 나셨지, 만약 왕자의 신분으로 궁궐을 나와 금방 법당에 앉으셨다면 그 많은 떡을 드시다가 체해서 돌아가셨을 것이다. 굶다가 음식을 먹으면 급히 먹어도 체하지 않는다. 부처님은 6년간 굶으신 허기가 지금까지 간 것이다.

귀신도 떡을 좋아한다. 귀신들은 떡을 좋아할 수밖에 없다. 1년 내내 굶다가 제삿날에나 떡을 먹을 수 있기에 굶은 위장에 떡 먼저 들어와도 상관없다. 굶고 나면 군침이 돌기 때문에 부처님이나 모든 귀신들은 아무렇게 먹어도 상관없다.

하지만 조상들을 모시고 제사 지낼 때는 언제나 잔을 먼저 드리고 젓가락을 옮겨 놓은 것이 제례다. 다만 제사가 끝나고 제사상을 받지 못한 잡귀들을 먹일 때는 언제나 물밥을 준다. 물밥이란 바가지에 냉수를 먼저 붓고 떡, 밥, 나물 등 제사상에 있는 모든 음식을 골고루 조금씩 넣어서 문 밖에다 짚을 깔고 부어놓는 음식을 말한다. 제사 지내줄 후손이 없는 귀신들이나 가족이 있어도 처녀 총각 때 죽은 귀신들, 어릴 때 죽은 귀신들을 위해서 주는 음식이다.

게으른 귀신은 물밥도 못 얻어먹는다는 속담이 있다. 부지런한 귀신들은 비록 잡귀의 신분이지만 이 집 저 집 찾아다니면서 제삿날들을 기억했다가 물밥을 얻어먹지만, 게으른 귀신들은 잠을 많이 자고 나면 먹을 게 없다. 게으른 귀신들은 배가 고프면 자기가 게으른 탓은 안 하고 늦게 활동하다가 마지못해 가족들이나 친지들 찾아 괴롭힌다.

그러면 무당을 불러다 굿을 해주어야 조용하다. 부지런한 귀신들의 집안은 조용하지만, 게으른 귀신들은 죽어서도 가족이나 친척들을 못

살게 군다. 게으른 귀신은 정성 들여 준비한 제사상을 받지 못해서 잘 못하면 병이 난다. 제사음식이란 정성을 들여 준비해야 하지만 죽어서 식구들을 괴롭히는 귀신들을 달래는 음식에 무슨 정성이 들어가겠는 가. 일시적으로 달래서 딴 집으로 보내야 한다.

떡, 고구마 먹고 죽은 이들은 반성해야 한다. 언제나 음식을 먹을 때 는 발효식품을 같이 먹고 마셔야 한다. 체한다는 것은 의사들이 모르는 병이다. 의학 사전에 체하는 병명이 없다. 현대 의학은 서양에서 온 것인 데, 서양 사람들은 주식인 빵이 발효식품이라서 체하지 않기 때문이다.

주로 체한 음식이 밥과 떡과 고구마와 고기다. 이 음식의 공통점은 발효식품이 아니라는 것이다. 발효식품이 아니기에 발효식품과 같이 먹 어야 한다. 체했어도 빨리 물을 많이 마시면 된다. 그래도 낫지 않으면 명치끝이나 배를 만져보라. 딱딱한 곳이 있을 것이다. 이곳을 힘주어 쓸어내리면 금방 낫는다. 환자는 아프다고 못 만지게 한다. 그래도 사 정 보지 말고 주무르면 금방 낫는다.

급체는 병원에 가다가 죽는다. 급살 맞는다.

흥부처럼 먹으면 당뇨병, 백혈병 낫는다

옛날에는 삼대 이상 된 독자는 가난한 집에 있지 않고 부잣집에 있었다. 부잣집 삼대독자는 주로 열 살 넘으면 죽는다. 이유인즉 이렇다. 어릴 적부터, 아니 어머니가 임신할 적부터 흰 쌀밥에 고기만 먹고 땀을 안 흘리면 백혈구가 양성되지 않는다. 백혈구가 양성되지 않으면 백혈병에 걸린다.

그 아이는 열 살 되면 죽는다. 왜 열 살인가? 열 살 미만에 병이 나거나 다쳐서 죽는 것은 모두 부모의 책임이다. 만약에 염라대왕이 실수로 열 살도 안 된, 백혈병을 겪는 아이를 데려가면 이 아이가 염라대왕 앞에서 빗발치게 항의할 것이다. 왜 부모님 잘못인데 나를 데려왔느냐고, 당신 염라대왕을 헌법재판소에 상소해서 탄핵하겠노라고 꼬치꼬치 따질 것이다.

염라대왕은 다른 재판을 못 할 정도로 업무가 마비될 뿐만 아니라 탄핵을 당할 수 있다. 그러므로 염라국에서도 책임을 회피하느라고 열 살 넘어서야 백혈병 걸린 아이를 데려간다.

아홉 살쯤 될 무렵 스님이 나타나서 일러준다. 이 아이 명이 짧은데 살리려면 절로 데리고 가야 한다고. 교회로 데리고 가거나 기도원으로 데리고 가면 안 된다. 그곳에서는 고기를 먹기 때문이다.

스님들은 너무들 하신다. 늙지도, 죽지도 않는다. 나는 젊은 스님들이 죽어 화장터에 오신 것도, 중풍에 걸려 지팡이 짚고 절룩거린 스님도 본 적이 없다. 애꾸도, 장님도, 귀머거리도 없다. 다만 흰머리 날릴까봐 머리를 깎고 다니신다. 그 비결은 아주 간단하다. 부처님은 여든 살이 넘도록 건강하게 사셨다.

부처님과 주지스님은 식성이 비슷하다. 부처님이 주지스님의 식성에 맞추신 것이다. 다만 한 가지, 다른 점이 있다. 부처님은 백미만 드셨다. 그것도 옛날에는 밥으로 드셨다. 그런데 요즈음은 그냥 흰쌀을 직접 드신다. 주지스님은 기어코 잡곡만 드신다. 백혈병, 당뇨병 절에 가서 살면 다 낫는다.

내가 좋아했던 음식, 즐겨했던 음식을 끊고 싫어하는 음식을 먹으면 당뇨병은 낫는다. 바다 용왕이 병이 나면 산토끼 간을 먹으면 낫는다. 용왕의 병은 바다에 있는 고급음식인 해진미(海珍味)만 많이 먹고, 산에 있는 산진미(山珍味)를 먹지 못해서 생긴 병이다.

산에서 사는 짐승의 간이면 고칠 수 있다. 꼭 간이 아니더라도 산삼이든 사삼이든 도라지든 산에 있는 음식을 먹으면 용왕은 낫는다.

용왕은 분명 시력이 나쁠 것이다. 안경 낀 사람들은 어느 짐승이든 가리지 않고 간을 먹으면 좋다. 안경을 끼고 다니는 이들을 살펴보면 짐승 간을 먹어 본 사람이 드물다. '사람 인(人)'자와 '뫼 산(山)'자를 합하면 '신선 선(仙)'자가 된다. 신선들은 병이 나질 않는다. 그들은 늙어서도 귀도 밝고, 눈도 밝고, 이도 튼튼하고, 걸음걸이도 빠르다.

요즈음은 애들이 안경 끼고, 치과 가고, 다리 아프고, 보청기 찾는다. 신선들이 먹는 음식이 산해진미(山海珍味)다. 즉 산진미, 해진미다. 거북이는 바다에서 오래 사는 동물이다. 3,000년을 산다고 한다. 육지에서 오래 사는 동물로는 학이 있다. 흔히 천년학이라고 한다. 거북이와 학이 오래 살 수 있는 것은 모두가 산진미, 해진미 가리지 않고 골고루 먹기 때문이다.

당뇨병을 앓고 있다면 혈당 때문에 병원을 찾기 전에 스스로 진단을 해보자. 당뇨병에 걸리면 목이 마르고 시력이 좋지 않고 애를 낳지 못한다. 물론 성욕도 없다.

당뇨병이 의심되면 심청전을 생각해보자. 심 봉사는 딸이 인당수에 빠져 죽어서 눈을 뜬 것이 아니다. 딸이 물에 빠져 죽으면 아버지는 눈이 더 어두워져야 한다.

과연 공양미 300석을 절에 바쳤기 때문에 아버지가 눈이 밝아졌을까? 어릴 적부터 궁금했다. 강의를 하려고 무등산에 있는 큰 사찰에 간 적이 있다. 강의 도중 주지스님께 공양미 300석을 절에 바치면 부모님이 눈을 뜨느냐고 여쭈었더니 못 뜬다고 하셨다.

단 둘이 있었던 것도 아니고, 전남의 일간지에서 모집한 사람들이 듣는 가운데 주지스님께서 하신 말씀이다. 심학규가 눈을 뜬 것은 공양미 300석이나 심청이가 인당수에 다이빙해서 나왔다는 말은 맞지 않다. 의학적으로도, 과학적으로도 맞지 않지만 혹 종교적으로는 맞는 것이 아닐까 하고 확인했더니 역시 틀린 말이다.

뺑덕어미가 심 봉사에게 흰 쌀밥에 고기를 먹였다면 당뇨병을 고칠 수가 없다. 멀쩡한 심학규가 시력을 잃은 것은 당뇨병 때문이다. 뺑덕어미와 헤어진 뒤 심 봉사가 살았던 대로 살면 당뇨병은 나을 수 있을 것이다.

그래도 혈당 수치가 떨어지지 않으면 흥부전에서 치료법을 찾아보자. 놀부는 흰 쌀밥에 고기를 먹고 땀을 흘리지 않아서 당뇨병에 걸렸다. 성욕이 없으니 아들딸이 없었다. 반면 흥부는 잡곡과 채소를 먹고, 땀을 많이 흘려 일하니 아들딸이 열여섯 명이다. 당뇨병환자들은 흥부가 먹던 음식을 먹으면 된다. 흰 쌀밥은 놀부, 불고기는 놀부, 잡곡밥은 흥부, 시래깃국은 흥부……, 이것저것 나열할 것 없이 흥부가 먹은 음식을 골라 먹으면 된다.

옛 어른들은 병이 나면 관직에서 물러나 산으로 들어가서 마음을 수양하고 나서 몸을 치료하기 시작했다. 『황제내경(黃帝內經)』에 보면 당뇨나 고혈압은 욕심이라는 마음에서 생긴 병이라고 쓰여 있다. 당뇨는 다뇨(多尿), 다음(多飮), 다식(多食) 세 가지 뚜렷한 증상이 있다.

모든 음식에는 몸에 필요한 영양분도 있지만, 독도 있다. 인슐린이 분비되지 않거나 나와도 제 기능을 못하면 음식물이 몸 안에 흡수되지 않고, 그 독을 신장이 걸러 오줌으로 내보내려 하니 소변을 많이 보게 된다. 몸에 필요한 에너지를 공급받지 못하니 먹어도 먹어도 배가 고파 항상 음식을 많이 먹는다. 독이 혈관에 고여 피는 끈적끈적하고 탁하며 췌장에 불이 나고 타들어가니 불 끄려고 물을 많이 마신다.

이러한 몸은 사람 꼴을 지니고 살지만 인계(人界)가 아닌 아귀계(餓鬼界)에 산다고 할 수 있다. 일단 마음의 욕심을 버리자. 돈이나 명예만 욕심이 아니다. 아는 것도 지나치면 욕심이고, 사랑도 지나치면 병이다.

당뇨는 몸, 머리, 마음이 균형을 이루면 완치될 수 없더라도 건강하게 살 수 있다. 머리 쓰는 만큼 땀 흘려 일하고, 나누고, 베풀면서 살아보자. 놀부가 욕심을 부려 벌 받아 쫄딱 망했을 때 흥부가 도와주면 안 된다. 놀부는 땀 흘려 밭 갈고, 씨 뿌리면서 잡곡밥 먹고, 겸손한 마음으로 인생을 다시 살아야 병도 고치고, 자식도 낳고 잘살 수 있다.

당뇨병 때문에 혈당수치가 너무 많이 오르면 급히 병원에 가서 인슐린 주사를 맞고 혈당수치를 떨어트려야 한다. 그리고 음식 먹기 전에도, 먹고 나서도 혈당수치를 재보고, 어느 음식을 먹으면 혈당이 오르는지 판단하면 된다.

과일을 먹으면 혈당은 오르지만 잠시 후에 내려간다. 오랫동안 혈당을 올리는 음식은 설탕이 아니라 고기다. 빵이나 과자, 이 외에 말 못할 식품도 많다. 먹을 것인가, 안 먹을 것인가 본인이 알아서 결정할 일이다.

당뇨병이 오래 계속되면 결국에는 신장투석을 해야 한다. 병원에서 피를 걸러내야 한다. 신장투석 이후에도 음식을 잘 골라 먹고 이뇨제가 될 수 있는 음식을 먹고 자연식을 한다면 신장투석하는 횟수가 적어져 20~30일 동안 병원에 가지 않아도 된다. 의사가 정해 놓은 날짜에 가는 것보다 내가 가고 싶은 날짜에 병원에 갈 수 있으면 좋겠다.

자주 베이고 찔리면 파상풍도 면역된다

찔리고 베인 상처 '파상풍' 주의!
깨끗이 씻고 바로 소독, 예방접종은 10년마다

요즘처럼 야외활동이 많은 계절에 밖에서 찔리거나 베이는 상처를 입었다면 특히 파상풍을 주의해야 한다. 드물긴 하지만 녹슨 못, 동물의 배설물, 흙 등에 들어 있는 파상풍균이 내뿜는 균에 감염되면 고열, 경련, 호흡곤란 등으로 심한 경우 사망할 수도 있기 때문이다. 예방접종을 하지 않은 아이들은 물론, 예방접종을 한 어른들도 면역력이 떨어지면 감염될 수 있다. 어렸을 때 예방접종을 했더라도 성인용 추가 예방접종을 하지 않으면 역시 감염 위험성이 있다. 파상풍 예방접종은 영·유아기 필수 예방접종 항목 가운데 디피티(DPT)에 들어 있다. 그러나 10년 정도 지나면 면역력이 약해지거나 아예 사라지므로 11~12세에 추가로 접종을 받아야 한다. 그 뒤로도 10년마다 추가 접종이 필요하다. 강진한(가톨릭의대교수) 대한소아과학회 의사는 "파상풍 백신을 11~12세에 접종하면 파상풍과 디프테리아에 걸린다 해도 최소한 사망을 피할 수 있는 이점이 있다"며 "이 시기에 반드시 성인용 파상풍 백신을 맞는 것이 경제적이고 안전

한 예방법"이라고 강조했다.

상처가 난 뒤 파상풍 감염을 예방하기 위해서는 무엇보다도 상처를 맑은 물로 깨끗이 씻고 바로 소독해주는 것이 필요하다. 이물질이 상처에 남아 있는 경우 6시간 이상 방치해두면 나중에 소독한다 해도 파상풍이 발병할 위험이 높기 때문이다. 특히 나무뿌리, 녹슨 못이나 칼 등에 찔렸거나, 넘어진 뒤 흙이나 먼지가 상처에 묻었을 때는 세심한 주의가 필요하다.

위의 글은 한겨레신문(2005. 5. 11.)에 실린 내용이다. 파상풍은 옛날에도 있었던 병이다. 못에 찔려서 주로 발병한다. 못에 찔리면 상처 부위를 망치로 치거나 돌로 쳐서 피를 빼낸다. 헝겊을 태워 그 연기를 쐬기도 하고 쇠붙이를 불에 달구어 상처를 지진다. 옛날에도 꽤 무서운 병이었다.

상처는 주로 쇠붙이로 인해 생긴다. 낫이든 칼이든 그 쇠붙이가 사람에게 상처를 입히기 전에 무슨 독이 묻어 있었느냐에 원인이 있다. 주로 소똥이나 짐승 배설물, 또는 흙에 잠복해 있는 균이 상처에 닿으면 파상풍이 발생한다.

쇠못도 한몫을 단단히 한다. 못은 흙 속에 묻혀 있으면 녹이 슨다. 이 못이 파상풍의 주범이다. 못에 찔리거나 연장에 다친다 해서 모두가 파상풍에 걸리는 것은 아니다. 새 못은 상관없고, 목재에서 금방 뽑은 못도 크게 염려할 것이 없다. 다만 축사에서 있었던 못이면 조심해야 한다.

낫이나 호미, 괭이도 마찬가지다. 축사에서 쓰던 것이면 조심해야 한다. 나뭇가지나 대꼬챙이도 축사 부근에 있는 것이면 역시 문제가 된다. 축사 부근의 오염된 흙이 문제다. 깨끗한 산이나 개울가의 흙은 조금 낫다.

상처가 아물지 않고 계속해서 진물이 나거나 피고름이 나면 다행이건만, 파상풍이 발병하는 상처는 빨리 아문다. 금방 고칠 수 있으니 안심하고 있다가 며칠 후 풍으로 돌아서면 그 파상풍 독이 온몸에 퍼져서 고치기 어렵다. 사망률이 90%다. 갑자기 발병해서 급속도로 퍼지면 중환자실로 찾아가 치료를 받을 수 있으나 대개는 서서히 독이 퍼진다.

어떤 상처라도 파상풍을 염두에 두고 치료하면 상관없겠지만, 치료비가 너무 비싸다. 파상풍 치료를 하지 않고 일반적인 치료만 하기도 하는데, 역시 상처가 빨리 아무는 것이 문제다.

1971년도에 풀무원 원장님이신 원경선 선생님께 들은 말이다. 풀무원에서 일하는 목부가 낫에 손가락을 베었는데, 원 선생님은 파상풍이 염려됐다고 한다. 파상풍이 아닐 수도 있고, 파상풍일 수도 있는데 실제로 파상풍일 확률은 천분의 일도 안 된다.

그렇지만 몇 년 후에 파상풍이 발병할지도 모른다. 양심상 모른 척할 수 없어서 파상풍을 대비해 치료하려고 알아보니 치료비만 젖소 두 마리 값이 들어갔다고 하신다. 그때는 목부가 10년을 일해야 젖소 두 마리를 살 수 있었다. 일반적인 상처로 보고 치료해도 아무 상관이 없다. 파상풍으로 발병할 확률은 낮고, 몇 년 후 발병한다 해도 원인도 알 수 없다. 본인도, 의사도 모르는 병이다.

예전이나 지금이나 파상풍은 아는 사람만 아는 병이다. 의사들도 의대 다니는 6년 동안 환자 한 명 구경할까말까 하는 희귀한 병이다. 외과 병원을 개업해도 몇 년 동안 파상풍 환자 한 명도 못 만날 수도 있다.

어떤 병원에서는 1년에 한 명 있다고 한다.

주로 하는 일이 건축일인지라 나도 못에 자주 찔린다. 신발 또한 귀찮아서 고무신 신고 일을 하게 된다. 고무신을 뚫고 발등까지 못이 올라온 일이 있었다. 심각하게 고민했다. 치료를 하게 되면 시골집 한 채 값이 들어갈 것이고, 치료를 하지 않았다가 파상풍으로 돌게 되면 시골집 몇 채 값이 들어간다. 일단 못을 뽑고 보니 뜨거웠다. 새 못이었다. 병원에는 가지 않기로 작정했다.

그리고 스스로 치료했다. 우선 옛날 아버님께 배운 대로 발목을 옆으로 하고 망치로 쳐서 피를 흘리게 했다. 그 후로 상처가 빨리 아물지 않고 진물이 나오도록 괴롭히면서 훈제를 계속했다. 원인은 모르고 결과도 모르나 지금까지 이상은 없다. 1:1000에서 1:999가 됐는지, 아니면 옛 어른들이 가르쳐주신 대로 엉터리로 치료한 덕인지 모른다.

많은 식구들을 돌보고, 건축일을 자주하고, 가축들을 돌보고, 농사도 짓고, 이런저런 일을 하다 보면 수시로 상처를 입게 된다. 상처가 날 때마다 소 두 마리 값을 지불하면서 치료할 수도 없는 노릇이다. 내가 다치면 참고 지나칠 수도 있으나 다른 사람들이 다치면 늘 걱정이다. 기도해봐도 별 묘안이 없다.

파상풍 감염을 예방하기 위해서 상처를 수돗물로 씻는다고 했는데, 파상풍 상처는 서울 시내에서는 크게 염려할 것이 없다. 시내에서는 녹슨 못 때문에 파상풍을 염려하지 않아도 될 것 같다. 동물의 배설물이나 오염된 흙에서 옮기는 균이다 보니 오히려 시골에서 염려할 병이다.

상처를 수돗물에 씻는 것보다는 맑은 물에 씻는 것이 훨씬 좋다. 상처가 나면 수돗물이 있는 시내로 갈 수도 없거니와 수돗물에 들어 있는 클로르칼크라는 표백제가 파상풍균까지 멸균할 수는 없다. 못에 찔린 깊은 상처를 물로 씻어낼 수도 없다. 옥시돌이나 알코올 등으로 소독한 다 해도 파상풍균은 따로 취급해야 할 것 같다.

우리 식구 중에 못에 찔린 사람이 있어 아주 친한 의사에게 전화를 했다. 파상풍을 대비해서 치료하려면 돈이 많이 드는데 어떻게 하면 좋겠느냐고 물었다. 그 의사는 그냥 견디고 있다가 열흘 안에 입이 틀어지고 전신에 이상이 오면 빨리 큰 병원으로 가라고 했다. 그런 의사가 나에게 있다는 것이 큰 도움이 되었다. 필요 없이 돈 쓰지 않고 열흘 동안 유심히 지켜보면 되는 것이다.

우리 집에는 찔리고 베이는 사람들이 많다. 못에 찔린 사람이 9일째가 되는 날이면 집에는 언제나 큰일이 벌어진다. 아침부터 입은 비뚤어지고 웃으면서 전신을 떨면서 헤매고 다닌다. 파상풍이 난 것처럼 장난을 하는 것이다. 내가 밖에 나가 있으면 전화로 연락이 온다. 못에 찔린 사람이 입이 틀어지고 몸이 떨리고 심장이 터질 것 같다고 한다면 나는 "그러면 됐다"고 안심한다. 이런 일이 반복되기를 30년이 되었다.

글을 쓰다가 운천에 있는 외과병원 원장님께 전화를 드렸다. 지금 내가 알고 있는 것은 역시 모두가 30년 전 옛날이야기다. 지금은 예방주사를 맞아야 한다고 한다. 어릴 때 맞고 10년 주기로 맞으면 안심할 수 있다. 예방주사약도 값이 싸다고 한다.

상처가 나면 빨리 맑은 물로 씻고 병원을 찾아야 한다. 옛날처럼 지혈한다고 쑥을 찧어 바르거나 흙을 발라서는 안 된다고 하신다. 풀잎에 있는 마이코시스라는 균이 상처에 묻으면 더 큰 병을 얻을 수 있다고 하신다. 옛날에 아기를 해산할 때 볏짚을 깔았는데, 볏짚에서 나온 균 때문에 영아 사망률이 높았다고 하신다. 지혈을 하려고 애쓰지 말고 물로 씻으면 자연적으로 피가 멎는다고 하셨다.

핏줄이 0.3cm 이하면 자연히 지혈이 되니 크게 염려할 일은 아니다. 자살하려고 면도날로 혈관을 잘라도 자연스럽게 지혈이 된다. 더욱이 옛날처럼 흙가루를 묻히거나 오징어 뼈를 긁어 넣으면 상처가 더디게 아문다고 하신다. 옛날처럼 빨간약은 사용하지 않는다. 옥도정기 역시 수은 함량이 있어 더더욱 쓰지 않는다고 한다.

파상풍으로 염려되면 병원을 찾아가야 되고 병원에서 48시간 이내에만 파상풍 예방주사를 맞으면 해결된다 한다. 원장님이 경영하신 병원에서는 주사값으로 2만 원을 받으신다고 한다. 의사의 판단에 파상풍이 염려되면 환자의 동의 없이 파상풍 예방주사를 놓아준다. 만약 의사의 오판으로 일반적인 치료만 했다가 파상풍이 발병하면 그 의사는 의료 과실로 보상을 해주어야 된다.

늦게 치료하면 지금도 젖소 두 마리 값이 더 든다. 건강한 사람들은 파상풍균이 있어도 체내에서 이겨낼 수 있다. 몸이 약하거나 백혈구 수치가 약한 사람에게서만 나타난다. 잠복기간이 7~10일 정도이고, 그 이후엔 소멸되고 없어지니 안심해도 된다.

내과와 관련된 질병은 스스로 치료하는 방법이 여러 가지 있으나 외과와 관련된 병은 빨리 병원을 찾는 것이 현명한 방법이다.

예수님도, 부처님도 오염된 흙 속에서 크게 다치면 파상풍 예방주사를 맞고 치료하시도록 현명하신 제자들이 모시고 가야 한다. 그러나 성현들은 몸을 다치시지 않으신다. 팔만사천대장경을 다 뒤져봐도 부처님께서 몸을 다치신 기록이 없다. 오백나한 제자 모두 다친 기록이 없다. 2,500년이 지난 지금도 비구, 비구니 승려들은 크게 다치지 않는다.

사서삼경 모두 읽어봐도 공자, 맹자께서 큰 상처 입었다는 기록이 없다. 그의 제자들도 잘 다치지 않는다. 신·구약 거룩글(성경) 66권 외경까지 다 읽어봐도, 주석까지 다 뒤져봐도 옛 선지자들이나 예수께서도 몸에 상처를 입었다는 기록이 없다. 그의 제자들도 마찬가지다.

어릴 적부터 농사일, 건축일을 한 사람들은 크게 다치지 않는다. 다친 상처도 금방 낫는다. 몸이 가시에 자주 찔리거나 소소한 상처가 자주 나면 큰 상처도 이길 수 있기 마련이다. 예방주사로 미리 병원균을 몸에 주입하여 면역력을 기르는 것처럼 가시에 찔리고, 벌에 쏘이고, 벌레에 물리다 보면 큰 상처를 입어도 금방 낫는다. 예방주사처럼 예방 상처가 몸에 좋다.

책벌레는 알레르기성 비염을 조심하라

지금까지 인류를 지배해 온 것은 힘[力]과 칼[刀]이었다. 나무열매 따먹고, 짐승 잡아먹고, 농사지으며 평화롭게 잘 살고 있는 인류를 힘 있는 자들이 칼로 지배하면서 계급을 정하고, 노예도 만들었다. 그러면서 무기도 함께 발전했다.

이러한 제도가 잘못됨을 일찍이 깨닫고 나서 다시 지배한 것이 글 [書]이다. 힘보다 지식으로 지배하는 편이 힘들지 않고, 머리만 쓰고 글만 쓰면 잘 구슬리고 지배하기가 쉽다는 것을 알았다. 이렇게 하여 무기를 쓰는 민족을 야만인이라 하고, 지식으로 무기를 삼는 민족을 지성인, 문화인이라 칭하게 되었다. 아직까지도 미국이란 나라는 무기로 인류를 지배하려는 야만성을 깨닫지 못하고 잘못된 원칙을 합리화하고 있으며, 지식 있는 국민들을 설득하려 애쓰고 있다.

지식으로 인류를 지배하려면 합당한 이론이 있어야 하고, 힘으로 지배하려 해도 걸맞은 이론을 정해서 글을 익혀야 한다. 두 가지 다 독서 (毒書)다.

그러나 일찍이 '거룩이[聖人]'들은 똑같은 이론으로 인류의 평화와 사람이 되는 일들을 개발해서 익히기 시작했다. 이것 역시 독서(讀書)다.

책을 많이 읽어서 전쟁을 하고 죽이는가 하면, 책을 많이 읽어 전쟁을 중단하고 인류의 평화에 기여하기도 한다.

우리나라 역사도 지식과 힘이 공존하며 지배해왔다. 어느 때는 칼로 나라를 세우고, 다시 지식이 지배하다가 다시 힘이 지배하고, 또 더 힘 있는 나라에 빼앗기기도 했다.

인류 역사의 저변에는 언제나 잘못된 힘과 지식을 지적해왔던 '거룩이'들의 말씀이 있었다. 이러한 말씀을 일찍이 익히고, 실천해온 글들을 익히기 위해서 독서(讀書)를 한다.

사람이 되려면 책을 많이 읽어야 한다는 이야기는 천 년 동안 계속되었다. 이러한 이론을 일찍이 실천한 나라가 독일이었다. 물론 동양에서 더 일찍 실천해왔으나 소문난 나라가 독일이다.

사람이 되려면 책을 많이 읽어야 하는 것은 지극히 당연한 일이다. 그러나 어떤 책을 어떻게 읽어야 하는가를 알고서 읽어야 한다. 필요한 지식을 습득하면 올바른 사람이 되기도 하지만, 잘못된 지식을 습득하면 사람을 교묘히 속이거나 지배하고 전쟁만 일삼거나 사회를 어지럽히고 자기 자신을 망치기도 한다.

지금까지는 책 내용만 알아서 골라 읽어도 문제가 없었다. 그러나 지금은 내용보다는 어떠한 책을 읽느냐에 따라서 건강이 결정되고, 더 나아가 목숨까지 영향을 받는다.

최근 들어 알레르기성 비염에 대해서 상담해오는 사람이 많다. 나는 독 있는 음식을 적게 먹고, 꼭 발효식품을 먹고, 해독제를 자주 먹고, 맑은 공기를 마시고 맑은 물을 마시라고 한다.

알레르기성 비염을 앓고 있는 사람들에게는 공통점이 있다. 젊고, 도시에 살고, 지식인들이 많다. 바로 책에서 오는, 화학성 염색체에서 오는 증상이었다.

책을 만드는 종이는 순수한 나무로 만든 종이가 아니다. 종이를 태워보면 연기만 나야 되는데 비닐, 플라스틱 타는 냄새가 난다. 타들어가는 모습도 비닐이 타는 것과 같다. 재도 마찬가지였다. 색깔 있는 염색 재료가 순수한 물감이나 기름이 아니고, 보기만 좋지 인체에는 나쁜 영향을 주는 물감들이다.

제본소에서 근무하는 이의 말인데, 책을 제본할 적에 옛날처럼 철사로 뚫어 묶지 않고 종이 끝을 화학 풀로 붙인다고 한다. 그런데 그 풀에서 아주 독한 냄새가 난다고 한다. 책표지는 대부분 종이가 아니다.

내가 속해 있는 정농회(正農會) 회보의 표지가 종이가 아닌 것을 알았다. 아무리 책 내용이 바른 농사를 짓고 우리 환경과 생명을 살리는 '생명역동 농법'이라 해도 책 자체가 환경을 오염하면 안 된다고, 다음부터는 철저히 고쳐나가자고 했다. 한번은 인쇄소를 경영하는 분이 명함을 찍어주는데, 명함이 종이가 아니었다. 그래서 그 명함을 쓰지 않았다.

새 책만 보고 나면 눈 뜨기가 불편하고, 눈물이 나고, 냄새가 고약하고, 콧물이 났다. 새 책 보기가 두렵다.

경주에 사는 아토피 환자를 찾아가 보았는데 책이란 책, 신문이란 신문은 잡지까지 모두 밖에 두고 살고 있었다. 보기만 해도 아토피가 심해진다는 것이다. 책이 뿜어내는 독소 때문에 그 사람이 책이나 신문을 볼 수 없음을 알았다.

물론 책이 다 그렇다는 것은 아니다. 극소수의 출판사에서 발행한 책들이 그렇다는 것이다. 나는 이상하게도 화공약품 냄새가 나는 책들만 대하게 된다. 책만 읽으면 눈이 따갑고 콧물이 나고 머리가 아프다. 독서가 독서(毒書)다.

성경도 독경(毒經)이고, 불경도, 팔만대장경도 불경(不經)이다. 사서삼경도 역시 사서(死書)이고, 본드 많이 마시면 삼매경에 빠지게 된다. 제본 때 쓰는 본드는 환각제 역할을 한다. 성인전, 위인전 많이 읽고 나면 환각제 냄새 많이 맡아 성인(性人) 된다.

딸 달래가 책방에서 시간제 근무를 하게 될 적에 나는 달래에게 이 말을 전해주고 싶었다. "달래야, 손님들이 책 보기가 역겨워 가실 때에는 말없이 고이 보내드려라."

건강한 여성은 쑥과 친하다

4년 전, 대한예수교장로회 합동총회 임태득 총회장의 발언 때문에 교계 30여 개 단체에서 들고일어났다. 여성목사 안수 문제인데, 다 아는 이야기지만 발언이 지나쳤다. 바울은 "여자는 교회에서 잠잠하라"고 가르쳤다. 그 말을 그대로 받아들인 가톨릭에서 여자들은 신부가 될 수 없다. 다만 수녀로 성직자 활동을 할 수 있으나 한평생 지도신부를 모시고 살아야 한다.

가톨릭에 반기를 들고 종교개혁을 한 개신교와 성공회에서는 여성 성직자들을 인정해주고 받아들였으나 몇몇 교단이 여성목회자들을 인정하지 않는다. 감리교에서는 일찍이 받아들였으나 장로교는 통합 측 총회에서 겨우 몇 년 전에 통과되었다.

합동측은 주류, 비주류가 나뉘었다. 그 와중에 비주류 측의 교단이 몇 십 개가 되었다. 그중에서도 여성목회자를 인정하는 교단이 훨씬 많은데, 합동 주류 측과 비주류 측 몇몇 교단에서는 아직도 여성들이 목회자가 될 수 없다.

여성목사 안수 문제가 거론되는 가운데 총회장님께서 "어떻게 기저귀 차고 강대상에 올라가 설교를 할 수 있느냐"며 어이없어했다는 말이 흘러나오자 교계가 한층 시끄러워졌다. 각 여성단체에서 반박성명서를 발표하고, 국가인권위원회에 진정서를 제출하여 화젯거리가 되었다. 내가 속해 있는 장로교 총회는 여성목사를 인정하고 여성목사들이 노회나 총회 임원으로도 활동하고 있다.

내가 얘기하고 싶은 것은 여성목회자를 인정하느냐 마느냐가 아니라 기저귀 문제다.

내가 젊었을 때 스승으로 자주 찾아뵈었던 다석 유영모 선생님은 우리말을 살리는 데 깊은 관심을 가지신 분이다. 우리말만 아시기에 알아들을 수 없는 말씀도 많이 하신다. 한번은 찾아뵈었는데 변소에 계시면서 나오시지를 않고 계속해서 "기저귀, 기저귀" 하시는 것이다. 사모님께 기저귀가 무엇이냐고 말씀드렸더니 저 어른이 기저귀가 없으시니 기저귀를 갖다 드리라고 하셨다. 못 알아듣고 있다가 한참 후에야 팬티를 찾으신 것을 알았다. 팬티는 외국말이고, 우리말로 번역하면 기저귀다.

여성들의 기저귀가 논란인데, 여성들은 처녀 때만 기저귀를 차고 다녀야 한다. 옛날에는 월경이란 처녀들에게만 있었다. 유부녀들은 기저귀를 착용하지 않았다. 임신을 하거나 출산 후 젖 먹일 때는 월경이 없고, 젖을 떼기 전에 다시 임신을 하다가 폐경기를 맞았다. 결혼도 일찍 했기 때문에 여성들은 한평생 기저귀를 찰 일이 없었다. 병을 앓는 여성들에게 기저귀가 필요했다.

그런데 요즈음은 건강한 여성들이 기저귀를 찬다. 오히려 병이 있는 여성들이 차지 않는다. 자궁에 이상이 있어 아예 수술한 이들도, 몸이 너무 비대해서 임신을 할 수 없는 여성들도 그렇다.

월경이란 달이 만월이 되었다가 조각달이 되는 시간과 같다 해서 '달 월(月)'자를 쓴다. 달이 크고 작은 시기가 28~30일 정도여서 보통 월경주기가 28~30일이 정상이지만, 건강하면서도 2개월 간격으로 월경을 치르는 여성들도 있다. 월경이 너무 잦은 이들은 몸이 차다. 이들은 지방질이나 단백질을 보충해주고 열이 날 수 있는 음식을 먹어주어야 된다. 인삼이나 벌꿀, 익모초나 쑥이 좋다.

익모초는 쓴 음식으로 쓸개즙을 분비하여 지방질이 있는 음식을 소화할 뿐 아니라 장을 튼튼하게 한다. 지방질이나 단백질이 몸에서 흡수되어 식성이 바뀐다. 싫어했던 음식이 먹고 싶어진다. 몸이 차서 월경주기가 빨라진 이들은 임신도 할 수 없다. 이들도 역시 쓴 음식과 열이 나는 음식을 먹어주면 임신이 잘된다.

쓴 음식 중에서 특히 쑥을 권하고 싶다. 쑥은 달여서 먹으면 좋다. 요즈음 인진쑥을 환으로 만들어서 먹기에도 편리하다. 그러나 쑥은 지혈작용을 하기 때문에 월경이 자주 있는 여성들이 먹으면 금방 효과는 있으나 계속해서 먹으면 월경을 해야 할 때가 되어도 못하고 지나칠 수가 있다.

달마다 흘려야 될 피를 흘리지 못하면 병이 된다. 생리주기가 맞지 않아 15일 만에 시작되었다면 3~4일 후부터 쑥을 먹기 시작해서 20일 정도 먹고 나서 그다음 생리를 기다리는 것이 좋겠다. 월경이 계속되어 하혈이 의심된다면 마른 쑥을 달여 먹으라고 권하고 싶다.

우리 집에는 노인들이 여러 분 사신다. 이분들은 봄이 되면 쑥을 많이 뜯어 말려두신다. 필요 없이 해가 지나버리기도 하지만 해마다 봄철에 쑥을 말리는 일은 계속하신다. 지금도 많이 있다. 작년에는 참 요긴

하게 썼다. 치질 때문에 항문출혈이 있는 여성에게 달여 먹였더니 금방 피가 멎었다. 어떤 이는 코피가 계속 멎지 않아서 역시 마른 쑥을 달여 먹고 나왔다. 누구든 집집마다 쑥을 상비약으로 말려두라고 권하고 싶다.

그런데 조심할 것이 있다. 쑥을 뜯는 장소가 문제이다. 논둑이나 밭에 제초제를 치면 다른 풀은 다 죽는데, 쑥은 늦게까지 죽지 않는다. 또 풀이 날 적에 쑥이 먼저 난다. 이런 곳에서 채취한 쑥은 좋지 않다. 어떻게 알아보든 제초제를 사용하지 않는 곳에서 쑥을 구해야 한다. 쑥은 깊은 산에는 없다.

쑥도 여러 가지가 있다. 쑥마다 용도가 조금 다르지만 인진쑥이 가장 좋다. 인진쑥은 주로 강원도에서 자란다. 인진쑥보다는 못하지만 그 다음으로 약쑥이 있다. 약쑥은 다른 쑥에 비해 연한 회색을 띠며 쓴맛이 적고 효과는 더 좋다. 또 수분이 적어 말리기도 쉽고 향기도 좋다.

너무 연해도 좋지 않고, 뜯는 시기가 너무 늦으면 대가 빳빳하고 잎이 적다. 오월 단옷날이 제일 적당하다고들 하지만 지방마다 계절이 맞지 않는다. 또 단오가 음력이기에 1개월이 늦었다 빨랐다 한다. 쑥 길이가 30cm 정도면 적당하겠다. 그늘에서 말리면 더 좋다.

필요 없이 피 흘리지 말고, 다시는 총회장님이 기저귀 거론하지 못하시도록 건강하게 살자.

화장지 잘못 쓰면 환장한다

1969년 군에 있을 때 두루마리로 된 화장지가 군부대에 보급품으로 나오기 시작했다. 참 신기한 종이였다. 풀면 풀수록 길게 풀어진다. 처음 보는 긴 종이였는데, 색깔은 짙은 회색이었다.

법대를 나와 법무부에 근무하는 친구가 이 종이를 '지루가미'라 부른다고 가르쳐주었다. 이 종이를 가져다가 성탄 장식용으로 사용하면 좋을 것 같은 생각이 들었다. 1969년도 성탄 때였다. 부대에서 성탄을 지내기 위해 사창감리교회로 나오면서 지루가미를 몇 뭉치씩 가지고 나와 강대상 양쪽에 길게 줄을 매고 늘어뜨렸더니 목사님도, 교인들도 그 장식을 보고 신기해하셨다.

제대하고 1972년에 서울의 돈 많은 사장 집에 자주 찾아가 먹고 자고 할 기회가 있었다. 그 집에서는 신문지를 사각으로 오려서 변기 옆에 정돈해 두었다. 당시만 해도 신문지를 계속해서 화장지로 쓸 수 있는 생활이 부러웠다.

1972년 유신헌법이 통과되었다. 대통령을 국민들이 직접 뽑으면 자신이 없으니 통일주체 국민대표 대의원을 통해 선출되려는 것이었다.

이들이 시골서 서울로 올라와 호텔에서 잠을 자고 대통령을 뽑는데, 호텔마다 일거리가 생겼다. 시골서 올라온 대의원님들 중에 변기에 세수를 하고 이를 닦는 사람, 변기에 올라가 쪼그리고 앉아서 대변을 보는 사람이 있었다. 신문지로 변을 닦아 변기에 넣고 물을 내려서 막히기도 했다.

그때는 화장지를 많이 사용하지 않았다. 지금도 휴게소나 공공장소 변소마다 '화장지는 휴지통에 휴지는 휴지통에'라는 문구가 적혀 있다. 그 문구가 존재하는 것에는 두 가지 이유가 있다. 하나는 우리가 화장지 문화에 아직 익숙해지지 않아서 그런 것이고, 다른 하나는 일반 휴지와 화장지를 구별하지 못해서 아무 곳에나 넣고 물을 내리는 일이 많기 때문이다.

지금 우리는 화장지를 너무 많이 쓴다. 두루마리 화장지를 사용할 적에 손에 둘둘 말아서 쓰고 변기에 집어넣으면 막히기 마련이다. 그렇다고 꼭 화장지 때문에 막히는 것은 아니다.

화장지는 물에 잘 녹게 되어 있다. 우리나라 사람들은 서양사람들에 비해서 변 자체가 굵고 길다. 서양사람들은 우유와 치즈를 많이 먹어서 대변이 무르지만, 우리나라 사람들은 대변이 굵고 길다. 게다가 변비까지 겹치면 변기가 막히기도 한다.

1990년경에 대만에 갔다. 식당에서 일행 중 한 사람이 식탁에 국물을 흘렸다. 여학생이 화장지를 둘둘 풀어 닦으려 하니 식당주인이 뛰어와서 화장지를 뺏고 행주를 가져와서 닦았다. 우리가 언제부터 화장지를 자주 썼다고 이렇게 술술 풀어쓰는 것일까.

우리나라 나무로 종이를 만드는 것도 아니다. 모든 종이를 수입해서 쓰고 있다. 수출하는 나라에서는 나무를 많이 잘라야 한다. 너무 많이 자르면 사막이 늘어난다.

1974년에 다석 유영모 선생님이 말씀하시기를 "노루나 토끼 같은 사람들이 있어. 그분들 뒤지 조금씩 쓰고 살아. 뒤지 많이 쓰면 오래 못 살고 일찍 죽어" 하셨다. 많이 먹고 변이 무르게 나오면 오래 못 살고 일찍 죽는다고 하셨다.

건강하게 오래 살려면 채식하고 적게 먹어야 한다. 자연히 화장지는 조금씩 쓰게 된다. 노루나 토끼뿐 아니라 모든 짐승들은 변을 보고 휴지를 사용하지 않는다. 사람이란 동물만 둘둘 말아서 쓴다. 제일 건강한 사람은 휴지 쓸 일이 없다.

선진국 어느 나라에 가도 변소에서 사용하는 화장지가 하얗고 깨끗하지 않다. 주유소에서 주는 종이만 나쁜 것이 아니라 우리가 사용하고 있는 모든 화장지는 너무나 깨끗하다. '형광물질 1일 기준치'라는 말이 없어져야 한다.

손수건 사용하는 데 좀 더 익숙해져야겠다. 손수건을 쓰면 화장지 사용량을 반 이상 줄일 수 있다. 형광물질이니, 발암물질이니 걱정할 필요가 없다.

'퍼머컬처'라는 교육이 있었다. 화천군이 주최해서 약 10일 동안 교육을 했다. 생태에 맞게 집을 짓고, 옷을 입고 자연식 하고, 변소도 생태에 맞게 지어 인분을 비료로 사용하자는 교육이다. 강사가 호주사람이었다.

교육일정 중에 모든 참가자들이 우리 집을 견학하게 되었다. 그들이 말한 대로 곡식이 심어져 있고, 집도 지어졌다. 물론 변소도 재래식으로 생태에 맞게 지어졌다.

그러나 우리 집 변소에서는 휴지를 휴지통에 넣게 되어 있었다. 교육을 담당한 교수가 맨 먼저 나를 보고 "휴지를 변소에 넣어 퇴비로 사용하지 왜 귀찮게 따로 모으느냐"고 물었다. 나는 부끄러운 답변을 했다. "우리나라 휴지에는 표백제가 들어 있기 때문에 형광물질이 섞여 있다."

내가 초등학교에 입학했을 때, 선생님께서는 맨 먼저 변소 사용법을 가르쳐주셨다. 똥을 누고 나면 짚 검불을 부드럽게 해서 서너 번 닦아내야 한다고 하셨다. 나는 학교에 가서 첫날 배운 것이 자꾸 이상했다. 짚 검불로 한 번만 닦아도 괜찮은데, 왜 서너 번 닦으라고 하는지 의심이 났다.

지금 생각해보니 그때는 6·25 전시 중이라서 나는 배불리 먹지 못해서 무른 똥을 누지 않아 짚 검불을 쓸 필요가 없었다. 그러나 선생님들은 월급 받아 배불리 먹고 사셨기에 서너 번 닦으라는 뜻이었다.

옛날 논농사 짓는 집에서는 새끼 꼬려고 볏짚을 추리고 나면 짚 검불이 나왔다. 이 검불을 망태에 담아 뒷간에 두었다. 논농사를 하지 않는 집에서는 볏짚마저 없었다. 뒷간 앞에 거적을 쳐놓은 재료가 가마니면 뒷간에서 볼일을 볼 때 안심이 됐다. 똥 누고 나서 앞에 쳐놓은 가마니 짚을 풀어서 사용하면 됐기 때문이다. 그래서 가난한 집 뒷간의 가마니는 모두 풀려 있었다.

어른들은 가마니를 또 구하려면 힘드시겠으나 똥 누고 당장에 다른 대책이 없으니 꾸지람도 못 하신다. 산이나 들에서 대변을 보고 나면 나뭇잎이나 풀잎이 있어서 다행이었다. 물가라면 똥 누어 기분 좋고, 물로 씻어 기분 좋았다.

어른들은 풀 몇 가지를 가르쳐준다. 그 거친 풀잎과 독성 있는 풀잎만 피하면 치질은 안 걸린다. 나는 어릴 적 어른들의 교훈을 본받아 치질은 없다.

군에 입대하니 병사들에게 3일에 담배 한 갑씩 지급하는데, 나는 담배를 피우지 않으니 동료들에게 주었다. 휴지는 하루에 세 장을 주는데, 16절지보다 작은 정사각형의 재생지였다. 휴지 역시 하루에 한 장이면 족했고, 남은 것은 다 동료들에게 주었다. 동료들은 휴지가 세 장이라도 모자랐다. 집에서 돈을 자주 부쳐와 간식을 먹고, 음식을 배불리 먹다 보니 똥이 물러서 휴지를 많이 썼기 때문이었다.

옛날에는 구경하기 힘든 일들을 요즈음은 늘 볼 수 있다. 여성들이 변소에 갈 적마다 휴지를 챙겨 가는 것을 본다. 나는 똥을 자주 누러 가는 줄 알았는데 알고 보니 오줌 눌 적에도 가지고 간다는 것을 알았다. 휴지는 깨끗할수록 형광물질이 많이 들어 있다. 그 깨끗하고 흰 종이를 똥 누는 데 써도 좋지 않은데, 오줌 누고 닦으면 끔찍하다.

오줌은 더럽지 않다. 먹어도 좋고 발라도 피부가 부드러워진다. 다만 소변을 보고 나면 속옷에 묻어 냄새가 난다고 염려하는데, 속옷을 매일 갈아입으면 상관없고, 물을 많이 마시면 소변색깔도 연하고 냄새도 나지 않는다. 물과 구별하기 어려울 정도로 오줌색깔이 맑다. 건강한 사람은 눈 위에다 소변을 보아도 눈 색깔이 변하지 않는다. 하얀 휴지보다는 오줌이 훨씬 더 위생적이다.

2000년 들어서 수술환자 중 치질환자가 제일 많다고 한다. 지금까지는 치질의 원인을 변비나 배탈이 오래가면 생기는 것으로 알았다. 술이나 고기를 좋아하고 즐겨 먹으면 똥구멍이 감당을 못해서 피도 나고, 고름도 나고, 종양도 생기는 것으로만 알았다.

그러나 그것은 내부요인이다. 나는 갑자기 한 가지 계시를 받았다. **항문 주변의 상처 난 곳에 외부의 형광물질이 접촉하는 것도 치질의 원인이 될 수 있다는 것을.**

음식물이 들어가는 곳이나 나가는 곳이나 모두 깨끗해야 한다. 그런데 생각이 짧은 사람들은 입 닦는 종이와 똥구멍 닦는 종이를 구별해서 만들었다. 입 닦는 종이와 똥구멍 닦는 종이를 식당마다 식탁에 두고, 또 벽에 걸어놓고 둘둘 풀어쓴다. 외국인은 우리나라에 와서 화장지 쓰는 것을 보며 불쾌한 경험을 한다.

몇몇 나라에서는 변소에서 쓰는 종이는 검은 색깔 그대로 재생지를 사용한다. 변소에서 쓰는 두루마리 휴지가 식탁에 있으면 마치 요강이 식탁에 올라와 있는 느낌이다.

요강에 밥 말아 먹는 것은 그런대로 봐줄 수 있다. 용기 모양만 다르지 위생에는 문제가 없다. 요강 만드는 흙이나 그릇 만드는 흙이 다르지 않기 때문이다. 오줌, 똥은 먹어도 된다. 자기 오줌을 먹어서 병 고치는 사람들도 있다.

그러나 형광물질이 들어 있는 화장지로 상 닦고, 손 닦고, 입 닦는 것은 빨리 고쳐야 한다. 화장지 잘못 쓰면 환장한다. 장이 뒤집힌다.

식중독엔 된장물이 즉효

30년 전에는 수련회가 무엇인지 몰랐다. 배고픈 시기를 겨우 지냈기 때문이다. 그러다가 20여 년 전부터 여름이 되면 산으로, 강으로, 바다로 가야 되는 줄 알고 떠나게 되었다.

장마철 수해복구를 대비한 공무원을 제외하고 모든 직장인들이 여름휴가를 얻어서 분주히 움직인다. 교인들 또한 가만히 있을 수 없어 부서별로 떠나거나 '전 교인 수련회'라 하여 어른, 아이 할 것 없이 담임 목회자까지 함께 떠난다.

집에 가만히 앉아 있으면 피서고, 농사일 하면 수련이련만 내가 사는 강원도에서도 더위를 피해 떠난다. 그러니 전국에서 자동차 전쟁이 일어나고, 숙박업소마다 호황을 누린다. 한때는 기도원을 운영하던 이들도 이제는 수련원으로 간판을 바꾸고 사람들 받을 준비를 한다.

28년 전, 나도 이곳 강원도에서 몇 년 동안 20~30리 떨어진 계곡을 찾아 천막을 치고 밥을 해먹었다. 그러다가 바다가 그립기도 하고, 몸에 활력이 들면서 바다로 가게 되었다. 전도사였을 때 담임 목사님의 이전 목회지였던 영종도 부근 무의도를 가게 되었다.

지금은 영종도에 도로가 나고, 무의도에 가는 배가 자주 있으나 그 때는 이곳에서 출발하면 하루 종일 가야 했다. 형편이 어려운 때라 4일 간 먹을 쌀은 물론 부식과 취사도구, 천막까지 버스에 싣고 떠났다. 시외버스에서 시내버스로, 배로, 또다시 버스로, 다시 배로, 그다음 경운 기로 짐을 싣고 우리는 걸어서 무의도 해변에 천막을 쳤고 수련회다운 수련회를 했다.

동죽이란 조개를 잡아 죽도 쑤고, 국도 끓이고, 부쳐 먹고, 구워먹 고, 날로도 먹었다. 이틀째 되던 날 밤, 몸이 약한 어른부터 배가 아프 기 시작해서 서른세 명 중 열일곱 명이 쓰러져 구르기 시작했다. 수련 회 시간표도 모두 잊고, 예배시간도 바뀌었다. 찬송은 신음소리가 되 고, 기도는 앓는 소리가 되었다.

병원도, 약국도, 교통수단도 없었다. 다행히 나에게 체 내리는 재주 가 있었다. 아픈 사람들의 배를 주무르자 토하거나 설사를 해서 위기를 면하게 되었다. 상황이 위급한지라 노숙이 어려워 근처 교회로 숙소를 옮기고 하룻밤을 지내고 나서 하루에 두 번 오가는 배를 타고 돌아왔다.

20년이 지난 지금은 천막 치고 밥 해먹는 수련회가 없어졌다. 교육 관을 예약하고, 식당에서 해준 밥을 먹고, 에어컨 틀고 2~3일 지내는 것을 수련회라 한다. 이것은 수련회가 아니라 피서다.

매일 고기반찬이 나와야 되고, 서양음식도 나와야 되고, 튀김과 통 닭도 빠질 수 없다. 수련회가 아니라 먹자회다.

나는 피서철 수련회의 효율을 높이기 위해 마석에 있는 감리교 교육 원에서 3박4일간 건강교실을 하면서 수련을 대신한다. 수련회 장소를 찾아다니면서 강의하기에 일정이 빠듯했다.

그중에 수련회다운 수련회에 강의를 가게 되었다. 강원도 내륙의 깊은 산골에 있는 오래된 폐교였다. 전화도 없고, 휴대전화도 되지 않는 곳이었다. 노선버스는 물론 없고 수련회답게 식당도 없다. 옛날에 쓰던 변소 두 칸이 고작이었다.

신학생들 중에서 뜻있는 이들이 모여 조직하고 주관한 수련회였다. 서울시내 교회에서 지원한 중·고등학생 중에서 선발한 백 몇 십 명을 대상으로 했다. 교사들도 20여 명이나 되어 잘 조직된 교육이었다.

교육내용은 '현장체험과 몸과 마음의 수련'이었다. 호화스런 수련회가 아닌, 수련회를 바로 잡고자 기도하고 연구하고 의논해서 짜여진 바람직한 수련회였다. 나 또한 의욕을 가지고 진지하게 강의하면서 진정한 수련회의 필요성을 강조했다. 주 내용은 자연식 하자, 고기 먹지 말자는 것이었다.

강의가 끝나고 교사들과 인사하면서 옛날 무의도에서 있었던 사건이 생각났다. 사고로 사람이 죽으면 3일간 초상만 치르다 수련회가 끝나고, 유족이 보상을 요구하면 법인이 아니라서 보상해줄 경비가 없으니 다음부터는 회장을 뽑을 때 똑똑하고 지도력 있는 사람보다는 재벌 2세를 뽑아야 한다고 우스갯소리를 했는데, 그날 밤 전화가 왔다.

새벽 2시 20분이었다. 배가 아파 설사를 하고 나서 미심쩍어 학생들의 숙소로 가니 환자가 60명 정도 발생했다는 것이다. 틀림없이 고기 먹고 난 병이라 짐작하고 무슨 고기를 먹었느냐고 물으니 유기농 식사를 계속 했다가 딱 한 번 닭고기를 먹었는데 탈이 났다는 것이다. 아마 삼복에 팔려고 잡아두었다가 못 팔고 남은 것을 사 먹고 식중독에 걸린 것 같았다.

병원에 가면 해결될지 몰라도 사건이 커진다. 60명이 집단 식중독에 걸린 사건이면 큰 사건이다. 신학생들이 자체적으로 진행한 수련회라서 감싸줄 학교나 교회가 없었다. 부모들이 알게 되면 큰일이다.

20년 전의 내가 아니고 20년 후의 나인지라 전화로 처방을 했다. 간단하다. **'된장물 한 공기씩만 먹여라, 아니면 간장 한 모금 마시도록 해라. 그리고 모두 녹두죽 끓여 먹어라.'**

그런데 아이들이 된장물을 먹지 않는 것이었다. 된장이 처음 먹어보는 음식이라 한다. 어떻게 된 일인지 대한민국 아이들이 대한민국의 대표적인 음식인 된장을 먹지 않겠다는 것이 황당할 따름이다.

아무리 된장을 못 먹겠다 해도 먼저 먹은 아이가 나은 것을 보고 안 먹을 수가 없었을 것이다. 먹고 난 아이들이 낫는 것을 보고 하나하나 먹고 나서 모두 완치되었다고 한다. 후유증으로 머리가 아프고 어지럽다는 아이들은 우황청심환을 한 알씩 먹이라고 했더니 모두 회복되었다 한다.

요즘 수련회는 수련회가 아니고 피서회다. 올바른 수련회가 되려면 금년에 참가했던 학생 전원이 다음 해에도 그 장소에서 다시 모여서 그 다음 단계의 시련을 겪어야 한다. 그리고 집단 식중독 사고를 염려했던 그 교사들은 지금부터 내년 계획을 다시 준비해야 된다. 그들은 이미 60명이 아닌 120명 전원이 식중독이 걸려도 간단히 해결할 수 있는 지혜를 얻었다. 240명이 쓰러져도 해결할 수 있는 지혜와 경험이란 재산이 있다. 현장체험 수련회는 학생들보다는 교사들 수련회였다.

구제역은 사람이 먼저 미쳐서 생긴 병

구제역이 발생한 지역에 소, 돼지들을 TV 화면으로 봤을 것이다. 소는 털이 많고 가죽이 두꺼워 잘 보이지 않지만, 돼지는 콧물 정도가 아니라 피부가 짓물러 몸을 가누지 못하고 죽어간다. 구제역이 발생한 지역에서는 소독을 한답시고 길바닥에 보온덮개를 깔고 소독약을 뿌려댄다. 우리 이웃집 노인도 일당 받으며 날마다 길가에 출근하며 소독약을 뿌렸다.

운전을 하다가 자동차문을 미처 닫지 못해서 그 약을 얼굴에 맞은 적이 있다. 눈이 아프고 얼마 동안 몸이 이상했다. 월급도 좋고, 일당도 좋지만 제일 미련한 품팔이가 남의 농약 쳐주는 일이고, 구제역 방제하는 일이다. 경찰, 공무원, 군청 직원, 축협 직원도 있으나 그들은 그늘에 앉아 있고 일용직 근로자들만 소독약 뿌리는 호스를 쥐고 있다. 환갑 지난 노인이라서 그 호스를 잡고 견뎠지 요즘음 젊은이라면 또 다른 병을 얻었을 것이다.

구제역은 유럽에서 소 부산물을 넣은 배합 사료를 먹은 짐승들이 걸린 전염병이다. 독일이나 영국 같은 선진국이고 지성인이 사는 나라에서는 미개한 우리가 먹는 순대, 내장탕이나 꼬리곰탕, 소머리 국밥, 돼지 머리, 사골 곰탕, 족발 같은 음식이 없다. 이들은 소나 돼지를 잡으면 살코기만 먹고 나머지는 버리는데, 부산물이 너무 많아 동결하여 말려두었다가 배합사료에 섞는다고 한다. 이 사료를 초식동물인 소에게 주니 소가 부쩍부쩍 크고, 육질도 연해서 수년간 재미를 보았다. 그런데 이제 그 피해를 입게 된 것이다.

원인이 이러하다면 구제역이나 광우병을 막기 위해 잘못된 외국 배합사료를 수입하지 말아야 수입사료를 계속 먹이면서 예방을 어떻게 하겠는가. 소독약을 뿌린들, 소, 돼지 목욕탕을 짓고 목욕을 시킨들, 수영장을 만들어 날마다 물고기처럼 소독약에 수영을 시킨들 예방이 될 턱이 없다. 앞으로 사람 구제역이 발병한다면 어떻게 해결할까. 영국에서는 소 몇 마리가 구제역 증상을 보이니 전역에 소를 잡아 없애기도 했다. 광우병은 일찍부터 광인병으로 나타나고 있다.

광우(狂牛)병이란 소가 미친병이다. 하지만 사람이 먼저 미쳤기에 소가 미친 것이다. 사람이 먼저 미치지 않았다면 어떻게 소에게 소고기를 먹이고, 돼지에게 돼지고기를 먹일 수 있겠는가. 무슨 짐승이든 같은 부류의 고기를 먹으면 좋지 않다. 자기 몸이 지닌 성분이 더 증가하여 과학자들의 말에 따르면 비타민 과다증에 걸리고, 결핍증에 걸린다. 사람에게 사람 고기를 먹이면 미칠 것이다.

식물도 같은 퇴비만 계속해서 주면서 한자리에서 연작하면 병이 난다. 가축 구제역은 잘못 배합된 사료를 먹고 발생한다. 이 독성이 몸 밖으로 빠져나오면서 피부가 고생하고, 생명까지 잃게 된 것이다.

사람들도 음식을 잘못 먹으면 그 독성이 땀구멍으로 빠져나오면서 피부가 가렵다. 그 증상이 알레르기고 심하면 아토피가 된다. 구제역은 짐승 알레르기이며 짐승 아토피이다. 사람들이 가려움증을 느끼고 피부가 짓무른 것이 사람 구제역이다. 영국에서 광우병이 생겼다고 소를 잡아 없앤 것은 소를 위해서가 아니고 사람이 옮을까봐서다.

　　돼지 구제역이 사람 구제역 되니 전국이 요란했던 것이다.

입 돌아가면 입에 넣을 음식부터 바꿔라

옛날이나 지금이나 바른 말을 하는 사람 만나기가 무척 어렵다. 오죽하면 인류의 구원자요 본인의 목숨을 대신 바치신 분을 이름하여 '말씀'이라고 했을까.

그런데 그냥 '말'만 하면 대수롭지 않게 지나치지만, '씀'자가 붙으면 의견을 달리 하고 싸우기 시작한다. 제대로라면 말로는 서로 의견을 달리 하고 다투고 시기, 질투, 욕설을 퍼부어도 좋지만 말씀 가지고는 조금도 이의를 제기해서는 안 된다. 설교나 법문 도중에는 질문이 없다. 만약 설교나 법문이 끝나고 질문을 받는다면 무척 시끄러울 것이다. 정한 시간에도 끝이 나지 않는다. 말이 아니고 말씀이기 때문이다.

그 말에 '씀'자가 붙으면 곧 의견이 갈린다. '씀'자를 나누어 보면 입〔口〕, 하나〔一〕, 사람〔人〕, 사람〔人〕, 즉 두 사람〔씨〕이니 싸울 수밖에 없다. 입 하나에 사람끼리 싸운다. 두 사람〔씨〕은 한글로도 그리 부드러운 글자가 아니다. 그 발음만 나오면 기분이 나쁘고 얼굴을 붉힌다.

내가 평소에 존경하고 자주 뵙고 싶은 형님 같으신 목사님이 계셨다. 의정부에서 한때는 제법 교회다운 교회에서 목회하시다가 강남으로 자리를 옮기셨다. 그곳에서도 목회를 잘하셨다. 그러나 지금은 교인 수가 점점 줄어들어 목사님은 할 일이 없어져 어느 복지시설에서 봉사하고 계신다고 한다.

그 형님께서 지난여름에 찾아오셔서 하시는 말씀이 한평생 설교했던 내용이 책으로 여러 권 되고, 교인 집마다 설교집이 책장에 꽂혀 있으면 기분이 좋았는데, 지금 생각하니 발 삔 사람 침 한 개 꽂아 고쳐준 것만 못하다고 하신다.

그분은 말씀만 하고 실천을 안 하시는 분이 아니시다. 한때는 이상적인 공동체를 꿈꾸시고 수유리에서 공동체 생활도 시도하셨고, 1970년대에는 유신체제하에서 민주화운동에 몸을 바쳐 싸우신 분이었다. 예순 살 넘으셔서 한평생 정리하신 말씀이 '발 삔 데 침 한 대'다.

이 말씀을 정리해본다면, 그 많은 말씀 중 바른 말을 못하셨다는 뜻이다. 옛날이나 지금이나 앞으로도 바른 말을 한 사람은 못된 권력가들이 그대로 놔두지 않는다. 지금 글을 쓰면서도 권력가들이라고 썼다가 지우고 '못된 권력가'라고 고쳐 썼다. 양심 있는 권력가들이 무서워서 지운 것이 아니고, 못된 권력가들이 두려워서 지웠다.

바른말을 하는 사람은 살아남기 어렵다. 살아남아도 모진 곤욕을 치러야 된다. 교회도 안 된다. 바른말 하면 교회가 부흥할 수 없다. 교회가 부흥하려면 "축복, 축복, 넘치는 축복" 찾고 "바쳐라, 바쳐라, 바치면 만 배로 갚아주신다. 이것을 믿습니까, 아멘, 믿습니까, 더 크게 아멘" 해야 된다.

그렇지 않고 교회 안에서 성 프란치스코 찾고, 맨발의 성자 이현필 선생, 버선발의 마귀 찾으면 헌금이 줄어든다. 바른말을 한 사람은 시대마다 한두 명은 나왔다. 대개는 그분들이 하는 말을 차마 못하고 그 시대가 다 지난 뒤에 누가 이런 말을 했노라고 써먹는다. 바른말을 하는 사람이 죽거나 감옥살이 할 때는 못한다. 권력가가 이전 권력가를 압제한 후에는 조심스럽게 써먹는다. 그러면 바른말을 했다 인정받고 은혜를 받는다.

아주 옛날 옛적 거룩하게 살았던 사람의 말씀을 부드럽게 요리해서 잘 전하면 거룩해지고, 옛날 선지자의 말을 잘 전하면 선지자 되고, 훌륭한 사람들의 말을 많이 모았다가 제대로 전하면 훌륭해진다. 순교자들의 생활을 잘 전하면 순교자처럼 보이고 애국지사, 충신, 효자들의 이야기를 많이 하면 그들처럼 보인다. 그러나 현실을 곧바로 이야기하면 보복이 온다. 결국은 바로 된 입으로 삐뚤어진 말을 하는 셈이다.

갑자기 입이 틀어지면서 웃으면 입이 돌아가는 경우가 있다. 심하면 밥 먹을 때 밥알을 흘리기도 하고 국물을 제대로 먹을 수 없다. 이 증세를 구안괘사라 하는데, 초기 증세를 안면신경마비증이라고 한다.

약 10년 전 고등학교를 갓 졸업하고, 봉사하며 한평생 살겠다고 부모님의 반대를 무릅쓰고 이곳에 온 처녀가 있었다. 같이 살던 그해 여름에 갑자기 입이 돌아갔다. 이곳저곳 수소문해서 입 돌아간 경험이 있는 이들을 찾아내어 치료받을 곳을 알아냈다. 우선 부천에 침을 잘 놓는 노인을 찾아 며칠간 침을 맞았으나 효과가 없다.

영암에 고향을 둔 사람이 오래전에 그 증세가 있었다고 했다. 고향에 노인 한 분이 논둑에 이상한 풀을 뜯어 짓이겨서 조개껍질에 담고, 입 돌아간 반대쪽 어깨 밑의 팔을 물어보라 하고, 그 자리에 짓이긴 풀잎을 3일간 묶어두었더니 나았다고 한다.

그 사람 말대로 했으나 효과가 없었다. 효험 있는 약초라서 화단에 심어 놓은 잎을 따왔는데, 지금 생각하니 야생초가 아니고 화단에 있는 약초라서 효과가 없었던 것 같다. 효험이 있다는 약초가 그 유명한 어성초다.

그 처녀가 원주의 돌팔이 한의원에 침 맞으러 다니다가 큰 사건이 벌어졌다. 고등학교 졸업하자마자 봉사하러 오는 것을 좋아할 부모가 없다. 억지로 반대를 무릅쓰고 봉사하던 중에 입이 삐뚤어졌으니 부모님께 알리지 말고 조용히 고치려고 했는데, 원주서 버스를 갈아타다가 고모님께 발각되었다. 그 집안 온 식구들이 알게 되어 큰 소동이 났다. 우리 시골교회가 크나큰 곤욕을 치르고 부모님께 원망과 책임까지 추궁받게 되었다.

그 처녀는 얼마 되지 않아 나았다. 나중에 입 돌아간 원인을 알고 보니 한여름에 아이스크림 두 개를 연이어 먹었다는 것이다. 그것도 딸 일기장을 통해 알게 되었다. 갑자기 차게 하면 입이 돌아간다.

서울 사는, 잘 아는 집사는 문을 열고 운전했다가 입이 돌아갔다고 한다. 대개 입이 돌아가면 병원보다 한의원에서 침 맞을 생각을 한다. 그 사람은 좀 서투른 침쟁이를 찾은 것 같다. 입이 돌아간 반대쪽에 침을 세 곳만 꽂으면 되는 것을 오히려 돌아간 쪽에 수없이 많은 침을 찌르고 부항을 붙여 피를 뽑아냈다는 것이다. 며칠 연속 맞아도 효과가 없다기에 침놓는 이를 바꾸었다고 했다. 반대로 세 곳을 찌르는 돌팔이를 찾아가라고 했더니 결국은 바른 돌팔이를 만나서 고쳤다.

우리 몸의 혈관이 길이는 12만km라고 한다. 지구 한바퀴가 5만km

이니까 한 사람의 핏줄이 지구를 두 바퀴 반 돌 수 있다. **그 작고 좁은 가는 핏줄은 얼굴에 많이 모여 있다. 그 핏줄이 모세혈관에서 마비된다. 평소에 콜레스테롤이 많은 고기나 가공식품을 먹으면 혈관이 좁아지고 피가 탁해지는데, 갑자기 얼굴이 차게 되면 그쪽이 마비가 되어 반대쪽으로 입이 돌아가는 것이다.**

한의학에서는 구안괘사를 풍으로 본다고 한다. 풍은 외부의 한기가 들어와 생기기도 하고, 내부에서 발생된 속열 때문에 생기기도 한다. 외부의 한기로 발병한 구안괘사는 제대로 침을 맞으면 그 자리에서 낫기도 하고, 가만 놔둬도 2주일이면 자연적으로 회복되기도 한다. 하지만 귀 뒤의 신경총, 즉 신경다발에 염증이 생겨서 발병한 구안괘사(즉 속열로 생긴 구안괘사)는 과로와 정신적인 원인이 크다. 젊은 사람은 2주 정도, 나이든 사람은 한 달, 기운이 없는 노인은 3개월까지 지속되기도 한다. 시간을 끌면 치료 후에도 후유증이 남을 수 있기 때문에 가능한 빨리 낫는 것이 중요하다. 손발까지 저린 경우에는 중풍처럼 뇌에 이상이 생겨 발병하기도 해서 감별이 필요하다.

구안괘사를 고치려면 먼저 음식을 모두 채식으로 바꿔야 한다. 계란도 좋지 않다. 계란이 들어간 빵이나 과자도 먹으면 안 된다. 고기뿐 아니라 고기가 들어간 가공식품을 완전히 끊어야 한다. 몸을 차게 하는 채소, 과일도 좋지 않다. 모든 채소는 익혀 먹고 몸을 따뜻하게 해주어야 한다. 그러면 침을 맞지 않아도 낫는다. 침놓는 이들이 구안괘사에 걸린 환자를 만나면 '땅 짚고 헤엄치기'다.

하지만 낫지 못하는 사람들이 있다. 포천 이동에 사시는 방앗간 주인이다. 내 입만 고쳐주면 재산을 절반 떼어 주겠다고 하신다. 나는 재산은 필요 없고 내가 돈을 드릴 테니 고기를 잡숫지 말라고 했다. 한참을 생각에 잠기시더니 "못 고쳐도 죽을 때까지 먹어야겠다"고 하신다. 그분은 너무나 돼지고기를 좋아하신다. 그런데 그분이 고기를 멀리 하시면서 조금씩 좋아져서 얼핏 보면 잘 모를 정도로 회복이 되었다.

어느 사람은 몇 년 전 그 증세를 앓고 나서 지금은 회복이 되었는데, 다시 재발하면 어떻게 하느냐며 고민에 빠져 잠도 못 잔다. 불면증에 시달리면서 고민을 하니 나을 수 없다.

무엇보다 마음을 편안히 해야 낫는다. 입 삐뚤어진 것은 병도 아니다. 손발이 마비되어 흔들고 다니는 중풍환자들에 비하면 아주 경미한 증세다. 자극성 있는 음식이나 몸을 차게 하는 음식을 피하고, 혈압을 올리는 고칼로리나 고지방을 피해야 한다. 몸을 따뜻하게 해주어야 한다. 무엇보다 걱정을 하지 말아야 한다.

입이 삐뚤어져도 좋으니 말은 바로 해야 된다. 입이 정상이어도 바른 말을 못 하면 큰 병이다. 그리고 사회악이다. 또 그 말 때문에 많은 사람들이 죽을 수도 있다.

사스(SARS), 목욕하면 걱정 없다

　몇 년 전 온 세계를 죽음의 공포로 이끌고 간 두 사건이 있다. 이라크전쟁과 사스라는 괴질이었다. 나는 이 두 사건을 하나의 근본으로 본다. 사스는 원인도 모르고, 증세도 잘 모르고, 치료법도 모르는 병이다. 그 원인은 바로 전쟁 후유증에 있다. 증세는 더 간단하다. 열나고 아프다. 치료법은 너무 간단하다. 열 안 나게 하고, 안 아프면 된다. 사스는 전쟁후유증이니 전쟁이 없었으면 사스라는 괴질도 없었을 것이다.

　인류역사에 언제나 전쟁이 있었다. 전쟁이 나면 이름 모를 괴질이 온 세계를 휩쓸고 갔다. 병명은 후에 이름이 붙고 치료법은 전쟁이 끝나고 몇 년 후에나 발견된다. 발견된 후에는 병이 사라지고 만다. 말하자면 싸우지 말고 서로 아끼고 사랑하라는 순리를 어긴 죄로 벌을 받은 것이다. 잘한 사람이나 잘못한 사람이나 같이 받는 것이 단체기합이다. 싸우고 나면 한쪽이 승리한 것이 아니라 서로 손해를 본다는 뜻이다.

　우리나라에서도 언제나 전쟁이 끝나면 괴상한 전염병이 돌았다. 태평양전쟁 때는 온 국민들이 이태리독감, 홍콩독감을 앓았다고 유영모 선생님께서 말씀하셨다. 2차 세계대전 이후에도 홍역이나 폐결핵 등

전염병이 있었다. 폐결핵이 얼마나 많았는지 면 단위까지 보건소가 생겨 결핵을 무료로 치료해주었다. 지금은 거의 없어졌다.

그런데 때 아닌 21세기에 들어, 몇 년 전 나는 폐결핵을 진단받아 약을 6개월 동안 먹게 되었다. 결핵은 교회에서 발병했다.

운전하면서 여유 있게 잘 가고 있는데 갑자기 전화가 왔다. 금산에 사는 목사인데 사택 지을 집터를 정해달라는 것이었다. 도저히 정해진 일정 속에서 시간을 낼 수 없다고 했으나 몇 번이나 다녀가라고 요청하는 것이었다. 그 목사에게 서대전까지 마중 나오면 가겠노라고 했는데, 그는 약속을 지키지 못했다. 결국 금산까지 갔으나 그곳에도 마중을 나오지 않아 교회까지 찾아갔다가 나머지 일정을 마치고 병이 난 것이었다.

무리하게 교회까지 갔어도 기분만 좋았으면 병이 안 났다. 교회를 찾아가 목사님을 만나 보니 물론 거룩하시고 거룩하셨다. 모습은 거룩하셨지만, 말씀이 안 거룩하기 시작하신다.

그 목사님은 18년 동안 청주에서 월급 많이 받고 교인들도 많아 목회를 잘했는데, 말년에 시골로 오게 되었다. 군에서 곧 제대할 큰아들을 결혼시키고 집도 사주고 싶은데 돈이 없다고 한다. 막내아들은 중학생인데, 시골학교를 보낼 수 없어 청주에서 생활한다. 그런데 시골 교회에서는 아이들 교육비도 지원해주지 않아서 힘이 든다고 한다. 무엇보다 시골을 싫어하시는 어머니가 도시로 가서 사시다 다시 시골에 오셔서 두 집 살림을 하느라 생활비가 두 배나 든다는 것이다.

지금까지 도시 교회에서 지원을 받았는데, 이제 모두 끊어질 형편이 되었다고 한다. 도시에 있는 큰 교회를 알아보고 있는데 나이 먹었다고 누가 불러주지 않는다고 한다. 큰아들 제대하기 전에는 꼭 도시 교회로 나가야 된다고 한다. 이런 넋두리를 듣다 보니 두 시간이 지났다.

그 목사님은 사택 지을 장소만 신경 쓰지 건축구조나 재질 따위에는 아무 관심도 없다. 건축구조에 왜 신경을 안 쓰시느냐고 했더니 건축은 아무렇게 지어도 2~3년 살다가 갈 것이니 아무 상관없고, 다만 수맥이 낀 곳에 지으면 2~3년 내에 병이 날 것이니 수맥만 피해서 지으면 된다는 것이다.

그때가 오후 1시인데 점심준비도 않고 사줄 생각도 않는다. 그래도 나는 배고프다는 말도 못하고 수맥의 원리, 수맥이 지나가는 장소를 가르쳐주고, 말뚝을 박아주고 설명해주었다. 그때도 나를 붙들고 수맥이 지나가는 방을 가리키며 이 방에서는 잠만 자면 여자귀신이 나타난다고 한다. 처음에는 막내아들이 봤는데, 다른 사람이 들어가서 자도 본다는 것이다. 아무튼 그렇게 저렇게 2시가 되어 떠나왔는데 바라지 않았지만 차비도, 점심 값도 없었다.

돈을 안 주어도 고마운 교회가 있다. 나를 돈이나 바라고 다니는 옹졸한 사람으로 보았으면 꼭 꾸어서라도 줄 텐데 돈 없다고 떠나보내면 얼마나 고마운지 모른다. 그러나 이상하게도 그 교회에서는 여비와 식대를 주지 않으니 너무 섭섭한 생각이 들었다. 그때부터 식은땀이 나기 시작했다. 병원에 가보니 늑막염이라고 한다. 입원해서 갈비뼈에 고인 물을 주사기로 뽑아야 한다고 한다.

먹는 약은 얼마나 독한지 눈이 어두워지고 사물이 두 개로 보이면서 흐릿했다. 또 간이 나빠진다고 한다. 결핵도 암처럼 폐에 균이 있으면 폐결핵, 장에 있으면 장결핵, 골결핵, 임파선결핵 등 가지가지다.

이 시대에 없어진 병을 왜 내가 앓게 되었느냐 하는 것은 물론 과로와 기분 나쁜 것 때문이었으나 큰 원인은 아직도 우리가, 2차 세계대전은 끝났으나, 독립을 하지 못하고 있다는 생각 때문이라고 억지를 부려 본다.

해방이 되고 어지러운 혼란 속에 6·25전쟁이 일어나면서 염병이 전국을 강타했다. 염병은 처음에는 배가 아프다. 그다음 머리가 아프고, 입맛이 없어 몇 개월이고 아무 음식도 먹지 못한다. 춥고, 떨리고 땀이 나지 않는다. 이 병은 탈진하면 정신을 잃어 헛것이 보이고, 헛소리를 하고, 헛짓도 한다.

어머니께서 앓으시고, 나도 앓았다. 나는 큰 탈이 없었지만 누이동생은 헛소리, 헛짓까지 했다. 그래도 다른 사람들보다는 심하지 않았다. 굉장히 심하게 앓은 내 친구는 1년을 고생했다. 치유된 후에도 밥을 먹으면서 헛소리를 하고, 헛것을 보고 다니기도 했다.

그러나 다른 집은 그 정도가 아니었다. 어떤 집은 부부가 며칠 사이로 죽어나가기도 하고, 온 식구가 다 죽어 빈집이 된 곳도 있었다. 마을 사람이 반 이상 죽어 인구가 줄기도 했다. 괴질로 볼 수 있는 염병은 '염병할 놈', '염병할 년'이란 욕으로 쓰일 정도로 무서운 병이었다.

이 병은 땀만 나면 낫는다. 그러나 아무리 더운 방에 불 때고 누워 있어도 땀이 나지 않는다. 그 시절에 가장 큰 욕은 "염병 3년에 땀 못 흘리고 죽을 놈"이었다.

염병은 피똥과 관계가 있다. 염병은 외국말로 하면 장티푸스, 한자로 장질부사(腸窒扶斯)다. 장에서 생긴 병이다. 입으로 마신 독이 창자에 머물고 있으면 죽게 되니 빨리 나가도록 설사가 나다 못해 장이 헐어 피똥을 싸게 되는 것이다. 언제든지 장이나 위가 병이 나면 머리가 아프다. 머리가 아프면 두통을 고치려 하지 말고 배 쪽에서 원인을 찾아야 고칠 수 있다. 장티푸스, 장질부사는 머리가 아픈 병이지만 장에서 원인을 찾아야 된다. 아직 사라진 병이 아니다. 가끔씩 병원에서 장티푸스 진단을 받는 이들이 있다.

이때 녹두죽을 먹고 한증막에 가서 땀을 흘리면 금방 낫는다. 그러나 6·25 전후에는 너무 못 먹고 살았으니 몸이 약해서 열이 나지 않았고, 땀을 흘릴 기운도 없었다. 녹두죽이 좋다지만 녹두를 먹으면 기운이 다 빠지니 몸은 더 약해졌다.

지금처럼 목욕탕 같은 시설도 없었다. 일본인들이 지어놓은, 학교 안에 있는 교장관사에 한 평 정도 되는 좁은 공간에 일본식 전통 솥을 걸어놓고 뜨거운 물속에 들어갔다가 나와서 때를 밀었다. 없는 나무 때 가며 뜨겁기 전에 들어갔다가 다음 사람 생각해서 빨리 나왔다. 그 목욕시설이 우리 지역 열두 개 마을에 한 개 있었다.

염병이 본격적으로 시작된 때는 6·25 직후가 아니라 그해 겨울부터였다. 겨울에 병이 나면 3~4개월 아니면 6개월 동안 아랫목에 이불을 덮고 앓다가 땀을 흘리고 일어난다. 우리 집에서는 다행히 초여름에 시작되어 빨리 나았다. 그러나 재수 없이 가을에 병을 얻게 되면 낫더라도 추운 겨울을 버텨야 했다. 그 후유증이 1년 이상 지속되기도 한다. 완전히 회복되려면 3년이 걸렸다. 염병은 치료법도, 약도 없었다. 땀만 흘리면 나았다.

염병으로 죽지는 않는다. 낫고 나서 회복할 때 음식을 갑자기 많이 먹으면 죽게 된다. 염병뿐 아니라 무슨 병이든지 회복할 때 조심해야 된다. 더욱이 금식을 끝내고 회복할 때를 조심해야 된다. 그렇지 않으면 더 큰 병을 얻게 된다.

사람이 음식을 안 먹으면 처음에는 좋으나 오래도록 굶으면 몸에서 저항력이 떨어진다. 조금씩 조금씩 음식을 먹기 시작해야지 욕심 부리다 꼭 병이 난다. 같이 금식하다 보면 참지 못하고 몰래 음식 먹는 사람들이 있는데 다행히 항상 배탈이 나서 탄로 난다. 평소에는 먹어도 아무 이상이 없는 음식이지만, 굶고 나면 쇠진한 몸이 조금이라도 자극성 있는 음식을 이겨내지 못하는 것이다. 아무튼 염병을 앓고 나든, 금식을 오래하든 회복할 때 조심, 또 조심해야 살아날 수 있다.

6·25 이후 우리나라와 연관이 있었던 전쟁은 월남전이었다. 이때 성병이 유행했다. 성병 중에서도 다른 때는 아주 드물게 있었던 매독이 번지기 시작했다.

매독은 오줌으로 독이 나오면서 비뇨기가 헐고 썩는 병이다. 속된 말로 창병이라고 한다. 우리나라에서 예전에는 아주 드물었다. 매독을 오래 앓는 이들은 콧등이 쭈그러져 콧속까지 보인다.

매독은 1960~1970년대 초, 월남전이 끝날 때까지 번졌다. 임질이 얼마나 성했는지 약국마다 주된 약이 매독 치료제가 되었고, 약국 유리문이나 간판 첫머리에 '임질·매독 전문약국'이라는 문구가 쓰여 있었다.

특별히 기억에 남는 유명한 약국이 '임성기약국'이다. 임성기약국 주인이 임성기 씨인데, 전문치료약이 임질약이었다. 임질이란 남자의 성기에서 염증이 생겨 고름이 나오다 피고름까지 나오게 되는 질환이다.

나는 월남전이 한창일 때 군복무 중이었다. 월남에서 돌아온 병사마다 귀국선물로 임질을 얻어 와서 치료하기가 일쑤였다. 육군병원에서는 아예 입원도 시키지 않았다. 국방부에서 월남에 파병할 때 시키지도 않는 짓을 틈틈이 해서 얻어온 병이었기 때문이다.

부대마다 그 뭣 같은 병 환자가 즐비했다. 그중에는 아무 증세도 없으나 훈련받기 싫어 자대 의무병에게 술을 사주고 환자라 인정해달라고 부탁하는 이들도 있었다. 다른 병보다 감추기 쉬워서 성기에 이상한 약 바르고 붕대로 동여매고 환자 노릇을 하는 사람까지 합하여 임질환자가 장사진을 이루었다.

임질이란 성관계를 통해 번지는 것이다. 여자가 남자보다 덜 고통스럽지만, 임질균을 지니고 있다가 성교한 남자들에게 균을 전해준다. 그 임질이란 전염병이 부부간에만 앓고 끝나야 되는데 왜 다른 사람에게 전염이 되어 온 나라, 이웃나라까지 퍼진 것일까? 우리나라 법이 일부일처제이지만, 실제로는 그렇지 않다는 증거가 확실했다.

이 같은 성병은 세계적으로도 무서운 병이었다. 나라마다 해결책이 없었다. 그 병이 유행할 적에 웬 약들은 그렇게 많았는지. 그러나 월남전이 끝나면서 이 병은 자취를 감추게 되었다. 지금은 월남에서도 찾아볼 수 없는 옛날 옛적 병이 되고 말았다.

그리고 한동안 전쟁이 뜸했다. 물론 작은 전쟁이나 제 민족끼리 싸운 전쟁은 있었다. 온 세계가 요란하게 떠드는 명분 없는 전쟁이 이라크전쟁이었다.

이라크전쟁이 끝나기도 전에 전 세계에 괴질이 퍼졌는데, 이름도, 원인도 모른다. 열이 나고 아프다. 하지만 치료법이 없는 병이었다. 이 병을 늦게 '사스'라고 이름 지어 부르면서 공항마다 소란을 떠는 것은 발병원인을 서로 남의 나라 탓으로 돌리려는 술수다.

실은 사스라는 괴질은 이태리독감, 홍콩독감보다는 아주 경미한 병이다. 염병과는 비교도 안 되는 사소한 병이고 임질, 매독만도 못하다. 하지만 그때는 요즈음처럼 보도가 적었고 시골구석에서는 자기들만 앓았지 국제적으로 유행한 사실을 몰랐다.

이라크전쟁은 사스라는 괴질과 맞물려 또 한 번 전쟁이 원인을 뒤집어 써야 되겠다. 이 병은 전쟁에 참가한 사람이나 안 한 사람이나 같이 고생하라고 받는 벌이다. 인류가 싸우고 나면 너 나 할 것 없이 병을 앓게 된다는 것을 명심하고 다시는 싸우지 말라는 뜻이다.

한 단체에서 한 사람이 잘못하면 단체기합을 주듯이 사스라는 괴질로 모두 벌을 받은 것이다. 병을 앓고 있는 사람도 고생이지만, 건강한 사람들도 머리만 아파도 사스라는 괴질이 아닌가 하는 두려움과 불안에 떤다. 원인은 너무 간단하다. 전쟁후유증이다. 전쟁마다 화약을 사용하기에 그 화약독이 몸에 들어와 땀으로 빠져나가도록 열이 나고 해독하려고 간이 고생하니까 머리가 아픈 것이다.

다시 정리해보면 독감, 염병, 사스 모두 증세가 비슷하다. 독감도 머리가 아프고 열나고, 염병은 배 아프다가 머리 아프다가 열날 힘도 없다. 사스 또한 머리 아프고 열난다. 공통점은 머리 아프고, 열나고 더러는 배 아프고 배탈 난다는 것이다. 치료법은 간단하다. 독감, 염병 모두 땀을 흘리면 나았다. 그런데 땀을 흘리기가 어려웠다.

사스라는 괴질도 땀을 흘리면 나을 것이다. 전쟁이 벌어진 이라크는 더운 나라라서 그 병이 발생하지 않았다. 매일같이 땀을 흘렸기에 그렇다.

사스는 엉뚱하게 홍콩에서 시작되었다. 홍콩은 약간 더운 지방이지만 땀을 흘리지 않고 살기에 적합한 시설이 너무 많다. 여름에도 춥게 사는 불한당(不汗黨)이 많다. 그러다가 대만, 홍콩은 발병지역에서 제외되고 추운 지방으로 옮겨졌다.

한국과 일본은 근접국가이지만 발병해도 쉽게 고쳤다. 마늘 덕이라는 말이 있는데, 그 말도 맞다. 마늘이라는 채소는 몸에 열이 나는 음식이다.

그러나 마늘을 먹는 중국 사람들은 앓고, 마늘을 안 먹는 일본 사람들은 그 병이 없다. 나의 해석은 좀 다르다. 일본과 한국은 목욕문화가 발달되어 매일같이 땀을 흘리기 때문에 안전하다. 일본은 매일 목욕하고 우리는 자주 목욕한다.

사스라는 괴질로 의심되면 빨리 한증막에 가서 땀을 흘려야 한다. 땀만 흘릴 것이 아니라 녹두도 먹고, 도토리도 우려먹어야 한다. 해독제를 먹어 해독하고 땀을 흘려서 독을 빼내면 쉽게 치료될 것이다. 그리고 다시는 전쟁하지 않겠노라고 흰 헝겊으로 입마개 하고 공항에서 무언의 시위를 계속하면 된다.

4장·환경

누구나 뿌린 만큼 거둔다

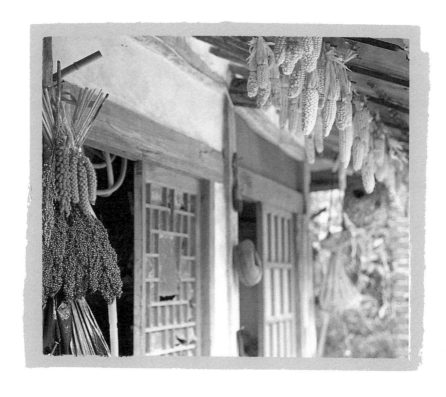

집 새로 지으면 병균도 새로 생긴다

예수께서는 지혜 있는 자는 반석 위에 집을 짓고 미련한 자는 모래 위에 짓는다고 말씀하셨다. 베드로라는 말은 '반석'이라는 뜻이다. 교회를 반석 위에 세우라고 해서 교회 이름도 반석교회가 많다. 그러나 성경이 틀렸다. 예수께서도 시대에 맞지 않는 말씀을 하셨다.

여의도 63빌딩은 반석 위에 짓지 않고 모래 위에 지었다. 높은 빌딩일수록 약간씩 움직이는데, 반석 위에 지으면 무너진다고 한다. 어느 나라 건축공법이든 높은 집을 지으려면 기초를 모래 위에 놓아야 한다.

내가 예수 같으면 지혜 있는 자는 반석 위에 집을 짓되 먼 훗날 건축기술이 발달되면 기초를 모래 위에 세우라고 하겠다. 베드로의 이름도 모래로 바꾸고, 교회 이름들도 '모래교회', '사막교회'로 바꾸겠다. 모래가 집이 된다는 것은 옛날에는 상상할 수 없는 이야기였다.

그러나 오늘날엔 모래로 집을 높게 쌓는다. 다만 모래를 단단하게 해주는 재료를 섞어야 한다. 그것이 시멘트인데, 시멘트에는 몸에 좋지 않은 성분이 들어 있다고 한다. 시멘트의 좋지 않은 성분과 냄새가 몇 년간 뿜어나오면서 우리 몸이 시달리게 되고 병을 얻게 된다.

시멘트로 새로 지은 집은 처음 3년을 지내기가 어렵다. 단열재인 스티로폼도 마찬가지다. 우리 집에 일하러 다니는 목수가 있었다. 하루는 오자마자 일을 못하고 돌아간다기에 이유를 물어보니 전신 피부가 빨갛게 부풀었다고 한다. 전날 저녁에 스티로폼을 깔고 잤다는 것이다. 그 사실을 알았기에 병원에 가지 않고 고칠 수 있었다. 만약 원인을 몰랐다면 지금쯤 아토피 환자로 고생하고 있을 것이다.

평창에 잘 아는 젊은 목사 부부가 살고 있다. 내외가 일찍이 자연식을 하고 또 건강에 대한 교육도 받으러 다녔으나 아토피성 피부를 가진 아이를 낳아 기르게 되었다. 아무리 원인을 찾으려 해도 알 수가 없어 고민하다가 1년이 지난 후에 살고 있는 집의 단열재가 석면, 즉 유리솜으로 되었다는 사실을 알게 되었다. 서둘러 다른 집을 얻어 이사하니 아이의 피부병이 나았다.

그 집을 헐어도 그 석면을 어떻게 처분해야 할지 큰 걱정이다. 석면은 타지 않고, 땅에 묻어도 썩지 않고 몇 백 년 아니 몇 천 년 동안 남아 있을 것이다. 몇 천 년 후에 고고학자들이 땅을 파서 연구하다가 호흡기 질환을 앓게 되고, 그 학자의 자녀들은 아토피성 피부염으로 고생하게 될 것이다.

건물을 지을 때 석면, 돌솜, 유리솜을 쓰는 경우가 있다. 그러나 돌은 벽 쌓는 건축자재가 되어야 가치가 있고, 유리는 건물을 밝게 해주어야 자기의 위치와 신분과 위상에 어울린다. 솜이 되어서는 안 된다. 돌이나 유리가 솜이 되면 지구가 없어질 때까지 오염만 하게 된다. 정치인이 정치를 해야 나라가 바로 서는 것이지, 도둑놈이 정치를 하면 나라가 망하는 것과 마찬가지다. 돌이 대가리가 되어 정치를 한다면 국민들은 어떻게 되겠는가?

우리 선조들은 단열재로 수수깡을 썼다. 수수깡 속을 보면 스티로폼과 똑같이 생겼다. 이 수수깡을 엮어서 진흙을 발라 벽을 만들었다. 이러한 건축자재는 집이 헐리면 동시에 위상도, 공로도, 명예도 없이 녹고 썩고 흩어져 거름이 된다.

벽지는 나무로 만든다. 얇은 나무를 벽에 발랐다고 생각하면 간단하다. 그러나 요즈음은 대개 화공약품을 넣어 짓이기면서 만든다. 무늬를 만들 때 쓰는 염색약도 천연소재가 아니다.

더 문제가 큰 것은 장판처럼 비닐옷을 입힌 벽지이다. 이 고급벽지를 쓰면 실내에 공기가 소통되지 않고, 습기도 머금게 된다. 어떤 의사들은 이 벽지에서도 발암물질이 나온다고 한다. 벽지 장사를 하는 사람들이나 벽지를 만드는 사람들은 싫어할지도 모르겠지만, 제대로 된 벽지를 만들어내야 한다. 천연 펄프 그대로 만들고 염색 재료도 천연염색제를 사용하면 3년마다 벽지를 바꾸며 도배하게 되니 벽지 공장, 벽지 장사가 더 잘된다.

우리 한지를 발라야 한다. 한지도 역시 3년이 지나면 색이 바랜다. 제일 먼저 만든 한지는 고급종이이다. 나중에 닥나무 껍질까지 섞어서 만든, 검은 나무껍질이 흩어져 있는 종이는 닥종이 또는 딱지라고 한다. 이 종이로 벽을 발라 놓으면 파리가 똥을 싸도 잘 모른다. 20년 지나도 괜찮다.

신문지를 발라두는 것도 그대로 봐줄 수 있다. 한문공부, 영어공부도 할 수 있다. 오래전 역사도 알 수 있고 재미있는 정치, 웃을 수 없는 경제, 억지로 꾸민 문화, 잘못 돌아간 사회, 왜곡된 보도도 볼 수 있고, 부풀려 선전한 과장된 광고도 볼 수 있다. 모든 신문이 다 그렇다는 것이 아니다. 어쩌다 벽을 바르다 보면 방 한 칸에 한 면 정도 섞여 있다는 이야기다.

장판은 역시 종이장판에다 기름 먹인 종이가 좋다. 비닐장판 깔고 이사하면 냄새가 너무 고약하다. 새 비닐장판은 비질을 하면 정전기가 일어나 달라붙는다. 머리카락도 끌어당기고, 몸에 난 털도 모두 움직인다.

페인트도 문제다. 지구상에 우리나라처럼 요란하게 만화에 나오는 꿈의 궁전처럼 꾸미고 사는 나라가 없다. 색깔 역시 천연소재를 쓰면 좋겠다. 고구려 벽화는 무슨 염료를 썼는지 습기가 줄줄 흐르는 돌벽에 그린 그림물감이 지금까지 퇴색되지 않고 있다. 이러한 염료를 쓰면 환경오염이 없으련만, 지금 생산되는 모든 페인트는 석유화학 제품이다. 어떤 학자는 페인트에서도 발암물질이 나온다고 한다.

상식 없는 사람은 새집 짓고 다른 사람한테 3년간 빌려주고 그다음에 들어가면 괜찮다고 한다. 새집 짓고 이사 가서 3년 안에 병이 안 나면 병원에 가서 진찰을 받아봐야 한다.

몸이 물질문명을 어떻게 따라갈까?

몇 년 전 연말에 서울 강남에서 유아원을 경영하는 원장님과 선생님들이 찾아왔다. 그 유아원에서는 세 살 미만 아이들을 대상으로 음식을 먹이고 기저귀 갈아 채우는 일까지 한다. 그런데 놀랍게도 모든 아이들이 한결같이 아토피 증상이 있었다. 강남에 살고 세 살 미만 아이들이라는 점이 주목할 만하다.

인간은 환경 속에서 사는 생명체다. 우리 인체는 외부환경으로부터 여러 가지 물질을 받아들이면서도 여러 가지 물질을 몸 밖으로 내보낸다. 입을 통해서, 코를 통해서, 그리고 피부를 통해서 외부 물질이 몸속으로 들어온다.

몸속으로 들어오는 물질 가운데 우리 몸에 도움이 되는 물질을 영양소라고 한다. 이런 물질은 필요한 만큼 받아들여 쓰고, 나머지는 배설되거나 나중에 어려울 때를 대비해서 몸 안에 비축된다.

외부에서 들어오는 물질 가운데 전혀 도움이 되지 않는 물질도 있다. 예를 들어 공기 중에 가장 많이 들어 있는 질소는 우리 몸에 필요한 영양소가 아니다.

우리 몸에 들어와서 나쁜 작용을 하는 물질을 유해물질이라고 한다. 우리 몸은 이런 물질이 들어왔다 하더라도 바로 땀이나 날숨, 대소변을 통해서 바깥으로 내보내거나 즉시 분해해서 간단한 구조로 만들어 몸 밖으로 내보낸다고 한다.

인간이 하나의 생명체로서 진화하여 오늘날까지 성공적으로 살아 왔다는 사실은 이러한 조건을 잘 이용하고 환경에 잘 적응하여 온전히 생명을 유지했다는 것을 의미한다. 무수한 시행착오를 거치면서 제대로 외부환경에 적응하지 못한 개체는 죽고, 살아남은 개체는 그 노하우를 유전자에 담아 자손에게 물려주면서 살아온 것이다. 그러니까 현재를 살고 있는 인간의 유전자 속에는 그 수십만 년간 쌓아온 자신을 지키는 노하우가 담겨 있는 것이다.

문제는 현대생활에 너무나 많은 새로운 기술, 새로운 물질, 새로운 생활방식이 있다는 것이다. 이로운 것이냐, 해로운 것이냐를 판단해야 하는데 우리 몸이 이런 물질들에 익숙하지 않기 때문에 이상한 반응이 일어난다. 의사들까지 교란되어 "현대병이다, 환경병이다"라고 한다. 방사선, 자외선, 전자파, 수맥파 같은 것도 지나치면 나쁜 영향을 준다.

인체가 감당할 수 없는 유해물질이 생기기 시작한 것은 어제오늘의 일이 아니다. 유해 화학물질이 지금처럼 범람하게 된 계기는 인간이 석유를 사용하기 시작한 때부터다.

석유는 2차 세계대전 후반에 비행기 연료로 쓰이면서 실용화되었다. 1950년대 들어서면서 석유 사용량이 갑자기 늘어나면서 많은 양을 채굴하게 되었다. 석유는 연료로 쓰이면서 배기가스로 질소화합물, 탄

소화합물등의 오염물질을 배출하여 대기를 더럽혔다. 그뿐만 아니라 부산물로 생긴 많은 화학물질들이 연속적으로 환경을 오염한다.

땅속에서 캐낸 원유는 고급연료인 휘발유를 만들기까지 여러 단계의 정제과정을 거친다. 이 과정에서 다양한 화학물질을 얻을 수 있다. 이 화학물질들은 그 자체로 혹은 다른 것과 합성해서 다양한 인공합성 물질로 사용된다.

현대의 소비생활에 쓰이는 상품 원료의 대부분이 인공 합성물질이다. 테트론, 폴리에스테르 등의 합성섬유, 합성세제, 아스피린 등의 의약품, 농약과 화학비료, 플라스틱을 이용한 각종 도구, 살균 소독제, 방향제, 방부제, 각종 식품 첨가물……. 나무나 목화, 돌, 유리, 금속 등 우리가 옛날부터 써오던 것이 아닌 새로운 물질들은 거의 100% 인공 합성소재이거나 천연 화학물질과 합성한 것들이다.

이런 소재들은 색깔이 곱고 잘 변하지 않으며 가볍고 튼튼하고 향기가 좋은 장점이 있다. 무엇보다 석유를 정제하는 과정에서 싼 값으로 얻을 수 있어서 현대 자본주의 문명시대의 기초와도 같은 위치를 차지하게 되었다. 인류는 이러한 과학기술의 발달로 부족한 자원의 한계를 극복하게 되었다며 자부심을 갖게 되었다.

최근 들어 인공 합성물들이 문제가 많다는 사실이 드러나고 있다. 무엇보다 플라스틱 등 인공 합성물질은 잘 썩지 않아 생태계에 언제까지나 남아 있는 쓰레기가 된다. 태우면 다이옥신처럼 굉장히 독성이 강한 기체를 발생한다는 사실도 알게 되었다.

뿌린 만큼 거둔다는 말이 있다. 요즈음은 뿌린 것에 몇 곱 튀겨서 거

두는 세상이라서 독(유해물질)을 쓴 만큼, 아니 독을 쓴 것에 몇 곱 뒤
겨서 피해를 봐야 할지 모른다.

유해물질은 쓰레기가 되기 이전에 유해기체를 증발하거나 음식물의
첨가물, 농약, 비료 등으로 우리 몸을 교란하는 환경호르몬(내분비계 장
애물질)을 만든다는 사실이 최근에 와서 조금씩 밝혀지고 있다. 하지만
사람들은 대부분 아직도 아무런 의심 없이 일상적으로 쓰고 있다.

인공 화학물질이 현재까지 개발되어 등록된 것만도 3,300만 종이
넘는다. 현재 미국에서는 8만여 종의 화학물질, 일본에서는 6만여 종의
화학물질이 생활용품의 원료라고 한다. 그리고 매년 천여 종 이상의 새
로운 물질이 개발되고 있다고 한다. 이런 물질들이 우리 인체의 생명활
동을 교란하고 있지만 생활에서 빼놓을 수 없는 필수품이 되었다.

면역체계를 더욱 파괴한 것으로 유전자조작 식품을 들 수 있다. 유
전자 조작이 아니어도 열악한 환경에서 질이 나쁜 오염된 사료를 먹는
가축과 영양이 빈약한 비료를 주면서 많은 양을 수확하려고 재배해서
생산한 식물은 스트레스를 받아 스스로 많은 독을 발생한다.

방사능은 눈에 보이지 않으나 투과력이 강해서 웬만한 고체는 뚫고
지나간다. 방사능은 살갗을 뚫고 들어가 세포 및 몸속 염색체와 유전자
까지 파괴한다고 한다. 중금속 역시 몸속에 들어오면 배출되지 않고 쌓
여 있다.

옛날에는 방사능과 중금속이 지상에 그리 많지 않았다. 방사능과 중
금속은 원래 땅속 깊이 들어 있는 암석에서 나온다. 때문에 우리의 유
전자가 충분히 대비할 능력을 갖추지 못할 수밖에 없다. 그런데 오늘날
발달된 건축기술로 점점 땅을 깊이 파헤쳐 골재를 채취하고 그 자재로

집을 짓는다. 방사능이 함유된 골재, 흙먼지, 시멘트가 끊임없이 우리 생활 속에 넘쳐 나고 있다.

　아토피나 알레르기는 이와 같은 의식주의 변화 과정에서 발생한 병으로 사람마다 증세가 다르고, 치료법도 다르다. 아직도 원인이 충분히 입증되지 않았다. 유해물질 때문이라고 밝혀진다 해도 생사와 이윤이 얽혀 있어 생산을 중단할 수도 없는 실정이다. 충분히 입증되지 않았다고 안전하다 생각해서는 안 된다.

　우리는 온몸을 긁으며 있는 힘을 다해 울어대며 도움을 요청하는 아이일 수도 있고, 이를 밤새 지켜보는 엄마 아빠일 수도 있다. 우리는 꿈 많은 시절에 얼굴에 보기 흉하게 발진이 돋아 직장이나 결혼을 포기한 여성일 수도 있다.

　그 원인은 아직도 정확히 모른다. 결과가 인생에 어떤 영향을 미칠지도 모른다. 다만 우리의 경험과 감각을 믿을 수밖에 없다. 어떻게 생산된 무엇을 먹었는지, 어떤 침구를 사용했는지, 무슨 옷을 입었고, 어떤 세제를 썼는지 각자의 경험을 통계로 해서 정리하는 것이 좋다.

황토, 백토, 흙토는 모두 금토(金土)

하나님께서 흙으로 빚어 생기를 불어 넣으니 남자가 되었다 한다. 진흙으로 빚은 것은 확실하지만, 황토로 빚었는지 검은 흙으로 빚었는지 백토로 빚었는지 알 수 없다. 하나님께서도 후세에 인류가 색깔 때문에 멸시하고 싸울까봐 어떤 색깔의 흙으로 사람을 빚어 창조했노라고 명시하지 않은 것 같다. 그러니 우리도 피부색 때문에 싸우거나 멸시하거나 차별하지 말아야겠다.

흰색 흙도 좋고, 검은색 흙도 좋다. 황토 역시 가까이 하면 할수록 건강해진다는 것을 우리는 잘 알고 있다. 몇 천 년 전부터 인도에서는 황토를 이용해서 집을 짓고, 옷감에 물을 들여 입고 다녔다. 남방불교의 승려들의 가사(袈裟) 색깔은 황토에서 영향을 받은 것이다. 요즈음 우리나라에서도 황토는 천연염색으로 사용하고 있다.

황토를 물에 풀어 그 물을 먹으면 여러 가지 독이 해독된다고 한다. 특히 농약중독에도 효과가 있다고 한다. 김정덕 선생님의 『황토 건강법』에 잘 나와 있다. 어린 아이도 흙을 집어먹고 벽을 긁어와 먹기도 한다.

내가 어릴 적에는 상처가 나면 어른들이 흙을 발라주셨다. 여섯 살 때 창을 가지고 놀다 발을 찔렀는데 여섯 살 더 먹은 조카가 흙을 발라주어 상처가 그대로 아문 기억이 난다. 그렇다면 황토는 농약이 스며들어도 해독을 한다고 유추할 수 있다.

황토 중에서 찰기가 있는 황토로 그릇모양을 만들어 가마에 구우면 토기가 된다. 이 그릇에 음식을 담으면 해독이 된다. 꼭 붉은색이나 노란색이 아니어도 좋다. 진흙이면 된다.

이 질그릇이 주로 우리가 사용해온 옹기그릇이다. 옹기독에 물을 담아두면 정수가 된다. 옛날에는 집 안에 우물이 없어 마을마다 공동 우물을 사용해왔다. 옹달샘이 있어도 물동이로 길어다 부엌에 독을 두고 언제나 물을 채워두고 썼다. 집 안에 우물이 있는 이들도 그랬다. 또 진흙을 빚고 구워서 기와로도 사용했다. 술을 담글 때나 식혜를 삭힐 때도, 효소를 발효할 때도 옹기를 썼다.

근래 들어 부쩍 남해와 동해에 적조현상이 나타난다. 10여 년 전에는 54일간 나타났다. 당시 피해액은 700억 원에 달했다 한다. 완도에서 강릉까지 번졌다고 한다.

원인은 정확히 알 수 없으나 질소인 영양물질이 대량 유입되고, 저수온에 일조량이 증가하면서 생겨났다고 한다. 이것도 역시 환경오염이 그 원인인 듯싶지만, 조선시대의 문헌에도 기록이 있다고 하니 꼭 목장 탓만은 아닌 것 같다. 무슨 수질오염만 생기면 목장을 탓하는데 수질오염은 호텔이나 목욕탕, 유흥업소, 골프장에서 합성세제나 맹독성농약 때문에 일어난다. 가축 똥은 물고기가 먹는다.

플랑크톤은 담수에서는 녹색으로 나타나고, 바다에서는 적색으로 나타난다. 이 적조를 막는 데는 황토가 제일이라고 바다에 퍼부으며 계속해서 제재를 한다.

진흙 중에 흰색을 띤 진흙이 있다. 이 흙을 백토(白土)라 한다. 우리나라 건축물이나 문화재에는 백토가 사용되어왔다. 5·16 후 박정희 국가재건최고위원장이 전국 농촌 건축물에 백회를 칠하라는 영을 내렸다. 백회는 가격이 비싸서 국민들은 어쩔 수 없어 지게 지고 산으로 가서 백토를 파다가 칠했다.

우리나라는 어느 곳이든 30리 안에 백토가 있다. 진흙성분이 있는 백토로 그릇을 빚으면 사기그릇이 된다. '사기막골, 사기점골, 가마골' 같은 지명이 있는 곳은 주로 백토가 많아 도자기로 유명하다. **옹기가 물을 정화하는 만큼 사기도 그 역할을 한다. 물뿐이 아니라 어떤 음식이든 해독작용을 한다.**

그 백토를 잘 구어 푸른색을 칠하면 청자가 되고, 흰색의 유액을 바르면 백자가 된다. 청자, 백자 모두가 물병으로 쓰였다. 특히 예부터 술병으로 사용됐다. 서민들은 청자, 백자는 가격이 비싸니 옹기병에 술을 담아 논둑, 밭둑으로 다니며 사용해왔다.

몇 년 전 강원도 횡성에 사는 정천근 씨를 찾아갔다. 그는 백토의 분말을 보여주며 백토가루를 물에 풀어서 제초제 먹은 사람을 살린 경험이 있다고 했다. 황토뿐 아니라 백토도 몸에 좋다. 백토뿐 아니라 다른 색깔의 흙도 좋다.

맥반석, 옥, 차돌, 자갈, 모래가 물을 정화한다고 알고 있지만, 사실 흙이 더 잘 정화한다. 흙 중에서 황토보다는 백토가 더 잘 정화할지도 모른다. 우리나라에 여주, 이천이 수질이 좋다.

나는 우리나라 건축물 색깔이 흰색으로 바뀔 것으로 생각한다. 누가 백토 예찬을 발표할 것이고, 이와 동시에 흙 장사가 성행할 것이다.

요즈음 우리나라 건축물 색깔이 황토색으로 바뀌고 있다. 1970년대 초에는 청색이 유행하더니 후반에 황색으로 바뀌었다. 1980년대에는 회색으로 변했고, 1990년대는 다양한 화학물질의 재료와 빛깔이 유행했다. 1990년대 말 김정덕 선생님이 『황토 건강법』을 써서 보급한 후부터 황토집은 급류를 탔다.

황토집을 짓고 황토칠을 한 것은 좋은 일인데, 황토색 페인트가 나오고 황토에다 본드를 섞어 칠한다. 황토에다 본드를 먹인 게 아니고 본드에다 황토 섞은 것을 바르고 있다. 이것은 3년을 넘기지 못한다. 떨어지면 다시 칠해야 될 것이다.

몇 년 전 김정덕 선생님의 이웃마을에 강의를 하러 갔다. 가까이 왔으니 찾아뵐 생각으로 젊은 목사들더러 같이 가자고 하니 찾아가도 만날 수가 없다고 한다. 만나주지를 않는다는 것이다. 못 만나도 가보자고 갔더니 오히려 나더러 시간을 내줄 수가 있느냐고 묻는다.

왜 찾아온 객을 문전박대하시느냐고 했더니 황토집을 짓고 문화를 배우겠다는 이들은 언제든지 환영하고 도와주고 싶으나, 요즈음 찾아온 이들은 황토카페, 술집, 음식점을 차리기 위해 도움을 받겠다고 찾아와서 피곤하고 귀찮다는 것이다. 잊혀진 황토문화 애써서 되살려 놓으면 돈 버는 이들이 따로 있다.

황토를 잘못 이용하여 색깔만 칠해 놓은 유해 발암물질이 침실까지

들어오게 되었다. 정부에서 친환경 마을을 선정해서 몇 억 원씩 지원한 돈으로 짓는 마을회관, 노인회관, 생활복지시설도 황토집이 아니라 황토색 본드를 칠한 가짜 황토집이다.

생각 없는 소각이 오존층 갉아먹는다

우리나라에 농약이 본격적으로 사용된 시기는 1970년대였다. 농약이 나오기 전 1960년대까지는 모기가 극성을 부렸다. 내 고향은 평야였다. 평야에는 밭보다는 논이 많다. 편편옥토는 모두가 논이다.

논이란 논은 모두가 모기알 서식처였다. 상상을 해보라. 그 넓은 평야가 모두 모기의 생산지라니. 그곳에서 부화된 모기들이 모두가 식물에 집을 짓고 산다. 주로 삼밭(대마)에 모여든다. 삼은 키가 2m 정도된다. 마디가 20cm 정도인데 마디마다 가지가 있고, 또 가지마다 마디가 있다.

모기는 이 마디마다 집을 짓고 살면서 알은 물속에서 낳는다. 부화되어 다 자라면 날개가 나오고 모기가 되어 사람이나 동물의 피를 빨아먹고 산다. 평야에 사는 사람은 모두가 모기 물린 흔적이 있다.

물론 부잣집 대청에 삼베로 굵게 짠 모기장에 들어가 있으면 괜찮지만, 그 속에서도 깊은 잠이 들어 잠꼬대할 적에 팔이나 다리가 모기장에 닿으면 밖에 있는 모기들 수십, 수백 마리가 집중적으로 피를 빨아 벌겋게 된다.

나는 집이 가난해서 방 두 칸에 할머니와 부모님과 형제들과 형님 내외, 조카들과 같이 살았다. 여름이 되면 문종이를 뜯어내고 얇은 모기장을 붙인다. 앞뒷문 다 붙이고 자면 시원할 것 같지만, 여러 식구가 같이 자니 무척 덥다. 물론 혼자 자도 덥기는 마찬가지다.

남쪽 지방은 여름철에 밤 12시가 넘어도 낮에 달구어진 땅에서 열이 발산되어 덥다. 초저녁에는 마당에 대발을 펴놓고 모깃불을 놓는다. 모깃불은 보릿짚이나 밀짚을 모아놓고 불을 붙인다. 불이 타기 시작하면 젖은 풀을 덮어 연기를 피운다. 젖은 풀이 너무 많으면 불이 완전히 꺼져 효력이 없다.

모기는 연기가 싫어서 도망간다. 이때 큰 부채로 모깃불을 부채질하면 연기는 온 집 안에 가득해지면서 잠시 동안 모기가 멀리 사라진다. 하지만 곧 돌아온다. 어느 때는 연기가 가는 쪽만 모기가 도망가고, 바람 부는 쪽에는 모기가 극성을 부린다. 본격적으로 주둥이를 박고 피를 빨아댄다. 아프다. 그리고 가렵다.

한두 명 사는 집은 모깃불 놓기가 아까워 이웃집으로 모여든다. 몇 시에 모이자는 약속도, 초청도, 방문 예고도 없이 모여든다. 모여서 이야기를 한다. 옛날이야기도 좋고, 오늘 이야기도 좋고, 앞으로의 이야기도 좋다. 없는 귀신 이야기도 좋다. 할 이야기 없으면 남의 흉도 본다. 흉보다 들키면 "호랑이도 제 말하면 온다"고 하며 갑자기 들이닥친 주인공을 호랑이로 만든다.

발언권도 없고, 질서 잡는 사회자도 없다. 다만 어른이 이야기하면 어른 아닌 사람은 듣고 있어야 된다. 어른이 아무리 잘못 말을 해도 지적할 수 없고, 잠자코 있어야 한다. 끼리끼리 모이면 좋지만 어른 곁에는 심부름할 젊은이 한두 명은 항상 대기하고 있어야 한다.

이렇게 놀다가 자고 싶으면 아무 때라도, 아무라도 먼저 가서 잔다. 아이들은 공부할 의무도 없고, 과외나 지나친 숙제도 없이 마냥 떠들고 놀다 졸리면 잔다.

마을마다 초입에 있는 정자나무 아래로 모여든다. 버드나무는 정자나무로 적합하지 않다. 버드나무는 마디에 모기집이 있다. 느티나무나 팽나무나 은행나무는 모기 서식처가 없다. 정자나무 밑에 모깃불을 놓는다. 어두운 곳이라서 젊은이, 늙은이 할 것 없이 모인다. 낮에는 담배 피는 예절 때문에 같이 모이지 못해도 밤에는 어느 누가 담배를 피우고 안 피우는지 모르기 때문에 대충 모여 어른들 정면 자리만 피하면 담배를 피울 수 있다.

여기서 쏟아지는 이야기들은 광범위하다. 이웃집에서 모일 적에는 마을 이야기가 주제가 되지만, 정자나무 밑에 모일 적에는 이웃마을 이야기까지 동원된다. 요즈음같이 나라 안팎 소식을 모아 전해주는 언론매체가 없기 때문에 정자나무 밑으로 가야 소식을 들을 수 있다.

이곳에는 서민들만 모인다. 양반들은 사랑방을 떠날 수가 없다. 어두운 정자나무 밑 모깃불에 그을리면 곱게 다려 입은 옷이 때 묻고 구겨진다. 덥석 주저앉을 곳도 없다. 서민들은 돌이나 흙, 풀, 거적 위에 앉거나 눕지만 지체 높은 양반들은 이곳에 오고 싶어도 오지 못한다.

어두운 밤이라서 양반들이 온 줄 모르고 험담을 하기도 한다. 온 줄 알면서도 모르는 척하고 사정없이 흉을 보기 때문에 아예 나타나지 않는 것이 좋다.

그날의 화젯거리도 동원된다. 어느 집에서 무슨 일을 하다가 일어난 사건들, 재미있었던 일, 좋은 일, 궂은 일이 두서없이 발표된다. 마을에서 먼저 우선적으로 해야 될 급한 일, 인력 동원문제도 결정된다. 참석하지 않으면 일의 순서를 못 정해서 논밭을 묵힐 수도 있다. 역시 시간약속도 없고, 헤어지는 시간도 없다.

최근에 서울에서 벽돌공장을 크게 경영하던 분이 시골에 땅을 사서 이사 왔다. 횡성 갑천이라는 곳이다. 그 마을이 공동체마을 가운데 강원도 우수마을로 선정되어 '친환경마을' 표창을 받았다.

이사 온 분은 시골이 참 이상한 곳이라 한다. 그곳에서는 수시로 회의를 한다고 한다. 내일 함께 작업을 하기로 합의를 하면 몇 시까지 어디로 모이는 약속 없이 아침 먹고 대충 모이라 하고 헤어진다. 몇 시냐고 물어도 아침 먹고 모인다고만 한단다. 그분이 아침 먹고 나가면 아무도 보이지 않다가 얼마 후 같은 시간에 다 모인다고 한다. 그분 혼자만 일찍 가서 기다렸다고 한다.

다음에는 시계를 정확히 보아두었다가 마을 사람이 다 모였던 시간에 가면 그분 혼자 늦든가 어느 날은 제일 빠르든가 한다는 것이다. 매번 그곳 주민들은 늦거나 빠르거나 같이 모이고, 혼자서 시간을 어기게 되었다. 그 마을 주민들은 느낌으로 모이기 때문이다.

저녁 때 회의도 마찬가지라고 한다. 저녁을 먹고 모이면 그분 혼자다른 시간에 온다고 한다. 장소도 마찬가지다. 어느 곳으로 모이자고 하지 않아도 일거리 봐서 수십, 수백 년간 모였던 장소가 있었던 것을 새로이사 온 그분이 감으로 알 수가 없다. 장소도 대충 느낌으로 정해진다.

어릴 적에 하루는 다른 곳에서 놀다가 늦은 시간에 정자나무 밑으로 갔다. 모깃불은 꺼져 있고, 사람도 몇 없었다. 누구인지 몰라도 어서 오라고 한다. 같이 뜯기자고 반가워한다. 모기들이 다섯 사람을 공격하는 것보다 여섯 사람으로 나뉘면 조금 나을 것 같아서 하시는 말씀이다.

정감 있었던 모깃불 회의, 모깃불 소식들이 농약이 들어와 논밭에 약을 치고 모기가 없어지면서 함께 사라졌다. 이제는 모깃불 대신에 농촌 집집마다, 마을 어귀마다 쓰레기 태우는 모습을 볼 수 있다. 과자봉지, 비닐봉지, 우유팩, 요구르트병 모두 모아서 해가 지면 이 집 저 집 태우기 시작한다. 조그만 드럼통 반쪽만 있으면 불 태우는 작업이 한결 쉽다. 어느 쇠붙이 상회에서는 난로처럼 만들어서 팔기도 한다.

네 집, 내 집 할 것 없이 태운다. 음식물 찌꺼기가 섞여 있으면 젖어서 오래 탄다. 어느 집은 아침까지도 탄다. 냄새도 고약하고, 기침도 난다. 머리도 아프고, 구토도 난다. 기압골이 낮으면 더욱더 연기가 땅으로 가라앉으면서 숨이 막힌다. 음료수, 페트병까지 타노라면 불은 더 잘 붙고 냄새는 더욱 고약하다. 숨이 막히고 가슴까지 답답하다.

서울에 사는, 잘 알고 지내는 교수 가족이 있는데 몇 년 전부터 쓰레기를 태우지 않는 농촌에서 집을 짓고 살려 해도 찾을 수가 없어 아직까지 서울을 못 떠난다고 한다. 우리 집도 예외는 아니다.

15년 전에는 개울 건너 이웃집에서 가죽조각을 도시서 실어다가 부업으로 가죽 붙이는 일을 했다. 가죽은 짐승의 몸에서 나온 것이라 오염될 것이 없다. 먹어도 좋고, 입어도 좋고, 깔고 자도 좋다. 그러나 가죽에다 염색을 하면 사정이 다르다. 염색도 지나치게 한다. 유약을 칠해서 완전 유독성이다.

이러한 가죽을 가공하고 조각을 모아서 넓은 천에 다시 화공약품(본 드)으로 풀칠을 해서 붙인다. 새벽부터 밤까지 붙이면 일당이 만5천 원 쯤 되고 낮에만 붙여도 만 원 정도 된다. 여인들이나 노인들이 부업으로 그늘에 앉아서 하면 농가 수입으로 괜찮은 편이다.

물론 우리 집에서는 하지 않았다. 이 가죽을 붙이고 나면 머리가 아프다고들 한다. 그런데 저녁만 되면 집집마다 가죽조각을 태운다. 가죽을 알선해서 일을 맡기고 주선하는 집에서는 비닐하우스를 크게 짓고 모여서 작업을 한다. 작업이 끝나면 붙인 가죽보다 부스러기가 더 많다. 어느 때는 1톤짜리 트럭이 가득 찬다.

이 가죽조각을 불이 날 위험이 없는 안전한 우리 집 앞 개울가에서 태우기 시작한다. 바람이 우리 집 쪽으로 불면 그곳에서는 따뜻하고 재미있겠지만 우리 집 식구들은 맵고 죽을 지경이다. 가죽은 거짓주검이다. 이렇게 3년을 태우는 데 도시 같으면 환경담당 공무원에게 전화해서 개선하련만, 시골 인심은 그럴 수 없다. 3년을 참고 나니 이웃집에서 타산이 맞지 않아 그 일을 그만두게 되었다. 마을도, 우리도 죽을 판 살 판 다 겪고 나서 살판났다.

지금은 산불방지차원에서 모든 소각을 금지하고 있으나 아직도 시원치 않다. 우리 집에 중환자가 와 있었다. 맑은 공기에 맑은 물에 유기농 식사를 하면서 잘 지냈다. 그러나 언제부터인지 자고 나면 목이 칼칼하다는 말을 자주한다. 나도 가끔 느낀 증세였다.

아무리 마을을 보아도 쓰레기 태우는 연기를 보지 못했다. 밤낮 살펴보니 한두 곳에서 밤 12시가 되면 태우기 시작한다.

5년 전 경기도 어느 야영장에 갔는데 청소부 어른께서 쓰레기를 무더기로 모아놓고 밤마다 태웠다. 그렇게 태우시면 어떻게 되느냐고 물었더니 태우면 연기는 다 날아가 없어지고 재도 바람에 날아가 깨끗하다고 말했다. 물론 태워 없애면 깨끗하고, 냄새도 태울 때만 날 뿐이다. 바람 부는 쪽에서 태우면 냄새도 나지 않는다. 그러나 그 냄새, 그 연기가 공중으로 날아가다가 다시 재가 되어 지상으로 내려앉는다.

일반 목재나 지푸라기는 소독도 되고 거름도 되어 환경을 살리지만 비닐, 플라스틱, 석유제품, 화공약품은 그렇지 않다. 연기도 연기지만 재가 되어도 유독물질로 남아 식물에 흡수된다. 그 채소나 곡식을 먹게 되면 인체에 해가 되어 고치기 힘든 병에 걸리기도 한다.

매연이 되어 공중으로 올라가면 오존층을 파괴한다. 오존층이란 태양에서 뿜어 나오는 자외선을 막아주는 대기층이다. 두께가 3mm라는 말도 있고, 3m라고 말도 있지만 신빙성은 없다. 비행기를 타고 가다가 창문을 열고 자로 재어 본 사람도 없고, 공기층이 얇아지기도 하고 두터워지기도 하기 때문이다. 정확한 두께는 몰라도 오존층이 있는 것은 확실하다.

오염물질이 이 오존층을 파괴한다고 한다. 오존층이 파괴되어 햇빛을 직접 쐬면 치료하기 힘든 화상을 입는다. 기후변화가 예기치 않게 올 수 있고, 피해가 상상외로 크게 발생할 수 있다.

나를 비롯해 나보다 나이 많으신 어른들은 마구잡이로 태워도 상관없다. 지상에서 발생한 매연이 오존층까지 올라가려면 30년이 걸린다고 한다. 30년 후에는 나는 지구상에 살아 있지 않기 때문이다. 나는 환갑도 넘어 아무리 오래 산다 해도 아흔 살을 넘기기 어렵다.

그러나 나를 비롯해서 나보다 나이 많은 어른들도 조심해야 된다. 우리가 지옥을 간다면 다행이겠지만, 하늘나라를 간다면 큰일이다. 지상에서 올려 보낸 매연이 하늘나라에 모여 있으면 두고두고 걱정이다. 지옥에 간다고 해도 마찬가지겠다. 우리가 사용한 오염물질을 땅속에 묻기 때문에 지옥의 염라국에서 벌주려고 기다리고 있을지 모른다. 염라국 오염죄를 계속 짓는다면 더욱더 가열된 지옥에서 숨도 못 쉬고 고통을 받을 것이다.

천당, 지옥 문제가 아니다. 우리 집에 요양차 왔던 말기 암환자의 이야기다. 이분은 오염된 곳에 있으면 통증이 심해서 못 견딘다고 했다. 처음에는 음식만 잘 가려서 먹으면 괜찮을 줄 알았는데 자세히 관찰해 보니 마시는 공기 때문에 오는 통증도 무시할 수가 없다는 것이다.

이분은 병세가 예민해서 비닐장판에서 자고 나면 3일간은 아프고, 비닐장판 위에 두었던 옷만 입어도 고통이 심하다고 했다. 연성세제로 손빨래, 이불빨래 다 해서 입고 난 후에 통증이 줄어들었다.

모든 폐비닐을 모아 재생해서 만든 비닐장판은 3년이 지나면 발암물질이 줄어든다고 어떤 믿을 수 없는 못된 학자가 말하고 다닌다. 이비닐장판을 쓰고 나서 해지면 버린다. 역시 태운다. 이 오염이야말로 오염순위에 오를 것이다.

이것저것 쓰레기를 모아 놓으면 청소차가 실어갔는데 언제부터인가 쓰레기봉투규격제가 생겼다. 주민들은 봉투 값이 아까워 집에서 태운다. 집에서 태우나 소각장에서 태우나 태우기는 마찬가지고 오염되기는 똑같다고 하겠지만, 소각장에서는 10,000도 이상 가열을 하기에 매연이 훨씬 적다.

황사는 오염의 악순환이 부른 재앙

노랑먼지는 중국 북부의 건조한 황토지대에서 먼지와 같은 세립질의 모래나 점토가 강한 바람을 타고 고공으로 넓게 퍼져 온 하늘을 덮고 떠다닌다. 그러다가 상층의 편서풍을 타고 한반도 부근까지 운반되어 서서히 하강한다.

중국과 몽골의 사막지대에서 발원하는데 우리나라에 영향을 주는 황사는 대부분 중국의 신장과 황하 상류지역, 몽골과 중국의 경계에 걸친 넓은 건조지역에서 발생한다. 이곳에서는 우리나라에서 보이는 안개처럼 뿌연 황사가 아니라 무시무시한 모래 폭풍이 일어난다고 한다.

강한 바람과 함께 모래먼지가 갑자기 나타나 1km를 구분할 수 없게 된다. '흙폭풍'은 엄청나게 강력해 불과 200m 앞도 볼 수 없는 경우도 있다고 한다. 황사현상은 매년 3~5월까지 약 3개월 동안에 나타나는데, 발원지에서 연중 20회 정도 발생하며 그중 10~30%가 우리나라에 영향을 미친다.

중국의 서북부의 건조한 지역은 유라시아 대륙의 중심부이다. 따라서 해양과 멀리 떨어져 있고 건조하며 강수량은 적다. 이러한 고온 건조한 기후적 특성으로 인해 화북 이북지역의 토양이 상당히 건조하여 황사가 발생할 수 있는 환경이 조성된다.

황토먼지가 생겼다고 무조건 황사현상이 발생하는 것은 아니다. 우선 토양이 메마르면서 먼지가 많이 발생해야 한다. 그리고 먼지가 땅 위로 올라갈 수 있도록 땅 표면과 공기 사이에 온도차이가 나서 대기가 불안정해야 한다. 즉 강한 햇빛이 비추어야 한다. 또한 먼지를 몰고 갈 수 있는 강한 바람이 있어야 한다.

강풍이 불면 모래알은 움직이거나 구르다가 조금씩 도약한다. 햇빛이 지표면을 강하게 가열하면 대류가 생겨 모래알이 부력을 받아 공중에 떠오르게 된다. 이때 상공에 강한 바람이 불면 부유된 모래 먼지가 우리나라 쪽으로 멀리 날아올 수 있게 된다.

그런데 황사현상은 어째서 봄에 주로 발생하는 걸까? 이는 얼어붙어 있던 흙이 녹아 황사가 발생하기에 좋은 조건이 되기 때문이다. 건축 공사장에서는 쌓아둔 모래가 흩어지지 않도록 물을 뿌리거나 그물 망으로 덮어놓기도 한다. 바싹 마른 모래나 흙이 있는 곳에 강풍이 불면 모래먼지가 바람에 말리면서 흙바람이 일기 때문이다.

마찬가지로 봄철에는 겨우내 얼어 있던 건조한 토양이 녹으면서 잘 부서져 부유하기 쉬운 $20\mu m$ 이하 크기의 모래 먼지가 많이 생긴다. 여름에는 강수도 있고 가을까지도 땅에 식물이 뿌리를 내리고 있어 모래 먼지가 묶여 있지만, 겨울을 지나면서부터 모래먼지는 땅속에서 자유로워진다.

앞으로 닥쳐올 황사가 두렵다. 강원도나 호남지역은 좀 약했으나 서울 부근은 황사가 아주 심하다. 황사 때마다 서울이 심한 건 아니다. 제

주도가 심할 때도 있고, 남부지방이 심할 때도 있다. 옛날에는 아지랑이가 아롱거리고 종달새 소리가 들리면 봄이 기다려졌다. 그러나 몇 년 전부터 함께 오는 황사현상 때문에 봄이 무서워진다.

모래먼지 속에 중금속이 섞여 오는 것이 문제이다. 1945년 8·15 이후 일본은 공장들을 세워 우리나라에 전쟁이 터진 후부터 월남전까지 많은 돈을 벌었다. 돈을 벌고 나니 자연이 파괴되는 것을 알아차리고 물, 공기, 흙을 더럽힐 수 있는 공장들은 모두 이웃인 우리나라로 옮기고, 필요한 경우에 사다가 썼다. 심지어 축산 농장까지 후진국으로 옮기고 고기를 사다 먹는다.

우리나라는 1970년대 외국자본을 들여다가 공장을 곳곳에 짓고 산업발전에 앞장섰으나 역시 10년 후에서 환경문제를 생각하고 서서히 이웃나라 중국으로 넘겨주고 있다. 중국에 있는 공장에서 뿜어내는 매연 속에는 중금속이 섞여 있다. 오염된 토양에서도 중금속이 검출된다.

중국은 그냥 받고만 있을 수 없고, 은혜를 갚을 줄 아는 나라이기에 공기라도 한국과 일본에 갚으려고 중금속이 섞인 노랑먼지를 봄철만 되면 날려 보낸다. 그 먼지가 하와이를 거쳐 미국까지 간다니 다행이다. 좀 더 센 바람이 불어 유럽까지 날았으면 한다. 동남풍이 불어 유럽으로 보냈으면 한다.

이제는 지구에서 어느 나라는 오염되고, 어느 나라는 청정한 곳으로 남아 있을 수 없게 된 것 같다. 국제협약으로 환경을 오염하는 공장들은 모두 없어져야 한다. 그리고 우리 인류는 환경을 오염하는 공장에서 생산해낸 공산품은 사용하지 말아야 한다.

지금부터라고 반성하고 돌이킨다면 내가 죽고 없는 30년 후에는 맑은 물, 깨끗한 흙먼지, 맑은 공기로 바뀌고 황사현상도 없어지고 아지랑이가 아롱거리는 봄날을 기다릴 수 있을 것이다.

가뭄은 영양보충의 또 다른 기회

가뭄이란 물이 간다는 데에서 온 말이란다.

친하게 지내온 어떤 집사님께 전화가 왔다. 극심한 가뭄 피해에 대하여 문안인사와 위로를 했다. 그분은 곡식이 말라 죽어가니 속 타지 않느냐고 물었다.

"하나님께서 하시는 일에 내가 속 타서는 안 되겠고, 속 타서 해결될 일도 아닙니다. 그리고 그분이 하시는 일에 내가 간섭해서도 안 되겠습니다."

목사님은 기도도 않느냐고 묻는다. 나는 그런 기도는 하지 않는다. '7년 대한(大旱, 옛날 중국에서 7년 동안 비가 오지 않는 왕가뭄에 대한 이야기)'이라도 결혼식 날 잡아놓으면 하루만 참았다 비 주시라는 게 인간들의 바람이다.

중동지역에는 연 강수량이 15mm인 나라도 있다고 하니 그것에 비하면 우리나라는 감히 가뭄 축에 끼지도 못한다. 겨우 100년 만에 아니면 30년 만에 한 번 찾아온 가뭄 때문에 하늘을 원망해서야 될 일이겠는가.

환경단체에서는 가뭄을 환경오염 때문이라고 한다. 물론 이에 따른 대책도 세워야 하겠다. 그러나 중동에 비가 오지 않는 것이나 7년 대한은 환경오염 때문만은 아니다. 우주 천체의 궤도에 따라, 혹은 하느님의 섭리에 따라 장기계획에 들어 있는 가뭄도 있다는 이야기이다.

가뭄은 약 30년 단위로 찾아온다. 1969년에 이곳에 큰 수해가 있었고, 그해 겨울과 1970년에 큰 폭설이 있었다. 우리 마을 건너 노인께 물어보니 그 노인 생전에 동네 앞개울이 한 번 말랐다고 하신다. 물론 지금도 말랐다.

그러나 그때 개울 마른 것과 지금 마른 것은 다르다. 그때는 물이 모자라면 바가지에 장대를 달아 품어 올렸고, 부잣집에서는 일꾼을 사서 두레질해서 퍼올렸고, 식구 많은 집에서는 삼부자, 사부자가 같이 두레질을 했다. 지금은 보를 막아도 바위가 나오도록 굴삭기로 긁고, 시멘트로 막고, 그도 아쉬워 비닐을 깔고 양수기로 품어 올린다. 그도 모자라면 굴삭기로 개울 바닥을 파고 들어가서 또 삽질을 한다. 옛날에 개울물 마른 것에 비하면 지금 마른 것은 큰 가뭄이라고 볼 수 없다.

100년이 되든, 30년이 되든 가끔씩 찾아온 가뭄을 우리가 막을 수는 없다. 다만 어떻게 대처해서 피해를 줄이느냐 방안을 마련해야 한다.

먼저 농업용수에 대해 꼭 하고 싶은 말이 있다. 우리나라는 아무리 가물어도 하지(夏至)를 전후해서 비가 오기 마련이다. 그때를 맞춰 모내기를 해왔다. 5월은 보리, 밀 익는 계절이고, 6월 초·중순은 보리타작 하는 계절이다. 보리타작할 때 비가 오면 큰 재해다.

1970년대 미국에서 'PL480'이라는 밀가루가 밀려들어오면서 우리

나라에 밀농사가 차츰 자취를 감췄다. 보리농사도 덩달아 없어져간다. 좀 과하게 표현하자면 전쟁무기뿐 아니라 목화농사, 밀농사, 콩농사를 없애는 후진국 점령정책을 지닌 미국의 공습에 우리가 당한 것이다.

밀, 보리, 조는 옛날에 서민들의 주식이었다. 쌀은 지체 높으신 양반들 주식이었다. 서민들은 쌀밥을 명절 때, 제사 때 한 숟가락씩 맛보고 살아왔다. 그러나 요즈음은 서민들도 흰 쌀밥을 실컷 먹을 수 있다. 아니 너무 지나치게 먹는다. 이제 흰 쌀밥 대신 잡곡밥을 먹을 때가 온 것 같다. 우리나라 농토에 밀, 보리 심어 이모작 하면 식량자급을 완전히 해결할 수 있다.

모내기철은 지역적으로 좀 다르나, '하지(夏至) 전 사흘 후 사흘'이라는 말이 있고, 어떤 곳은 '하지 전 닷새 후 닷새', 또 '하지 전 이레 후 이레'가 적기라고 한다. 소서(小暑)까지는 늦모지만 그런대로 괜찮다. 하지만 소서가 지나면 조를 심었다. 좁쌀 역시 서숙이라고 하여 서민들의 식량이었다. 소서가 지나도 비가 내리지 않으면 메밀을 심어서 식량으로 써왔다.

물론 6월에 모내는 것보다 5월에 모내기를 하면 수확이 많다. 그러나 병충해가 훨씬 많다. 우기가 아니라서 양수기를 사용해야 되니 기름값, 전기요금도 무시할 수 없다.

즉 논 한 마지기에 쌀 한 가마 더 난다 해도 양수기, 기름값, 전기요금, 농약값 빼면 이익은 없고 고생은 훨씬 더한다. 이모작으로 수확한 밀, 보리의 이익은 제쳐두더라도 늦게 모내기하면 녹비(綠肥)로 자운영, 호밀을 심어 비료를 사용하지 않아도 된다.

우리 조상들은 천기에 맞춰 농사를 지어왔고, 가뭄이 오면 밀타작,

보리타작하면서 기뻐하고 감사드렸다. 소서까지 비가 오지 않으면 서숙(조)을 심고, 더 늦으면 메밀을 심어 잡곡 먹고 건강하게 살며 하늘을 원망하지 않았다. 흰 쌀밥만 먹으면 백혈병, 당뇨병 등 성인병에 걸리는 것은 누구나가 다 안다.

가뭄이 오면 식수 문제가 가장 심각하다. 식수난은 물이 없는 것이 아니고, 마실 물이 없다는 것이다. 정책적으로 합성세제 공장과 제초제, 고엽제 공장을 허가내주지 말고 상수원 지역에 유흥업소도 허가를 내주지 말았으면 좋겠다. 큰 도시는 강을 끼고 있다. 마을이나 시가지도 개울을 끼고 생겨났다. 옛날에는 개울물이나 강물을 마음껏 먹을 수 있었고, 아무리 가물어도 개울이 바닥까지 마르지는 않았다고 한다. 내가 어린 시절에도 2~3km 떨어진 곳에까지 가서 물 한 동이 이고 와서 식구들이 밥 해먹고도 남았다.